HYGIÈNE

DES

SALLES D'ASILE

PAR

le Docteur P. BLOC,

MÉDECIN DE LA SALLE D'ASILE SAINT-PIERRE (1876);

ANCIEN INTERNE ET LAURÉAT DES HÔPITAUX (Concours de 1867); CHEF DE CLINIQUE CHIRURGICALE DE LA FACULTÉ DE MÉDECINE DE MONTPELLIER (Concours de 1879); MÉDECIN INSPECTEUR DES EAUX MINÉRALES D'ANDABRE ET DE SYLVANÈS (AVEYRON) 1875; MEMBRE TITULAIRE ET LAURÉAT DE LA SOCIÉTÉ DE MÉDECINE ET DE CHIRURGIE PRATIQUES (1er prix, Concours de 1872); MÉDECIN DE SOCIÉTÉS DE SECOURS MUTUELS (1872); LAURÉAT DE L'ACADÉMIE NATIONALE DE MÉDECINE (Médaille de bronze, 1875), ETC.

« L'institution des salles d'asile pour l'enfance, doit être considérée comme une œuvre de bienfaisance et comme une œuvre de prévoyance sociale ».
Dr CERISE, le Médecin de salles d'asile, 1836.

MONTPELLIER

J. MARTEL AÎNÉ, IMPRIMEUR DE L'ACADÉMIE ET DES FACULTÉS
rue de la Blanquerie 3, près de la Préfecture.

1881

DU MÊME AUTEUR :

Étude sur l'opération de la fistule vésico-vaginale, etc., 1872, avec 1 planche (2ᵉ édition, revue et augmentée en 1874). Paris, Delahaye ; Montpellier, Coulet.

Étude toxicologique et médicale sur l'œnanthe safranée (avec 2 planches). Travail couronné par la Société de médecine et de chirurgie (1ᵉʳ prix 1872).

Sur un cas de rétrécissement du canal de l'urèthre, guéri en trois séances par l'usage des sondes Béniqué; 1873.

Sur deux cas de névralgie faciale rebelle, due à la carie dentaire ; 1874.

Des divers usages de caoutchouc en chirurgie et en particulier du procédé d'Emarck ; 1874.

Du traitement de l'Erysipèle traumatique à l'aide des badigeonnages au perchlorure de fer, avec 14 observations à l'appui ; 1875.

De la conjonctivite lacrymale et de son traitement; 1875.

Extraits du compte-rendu officiel adressé à l'Académie de médecine, sur les principales affections observées aux établissements hydro-minéraux d'Andabre, du Cayla et de Sylvanès (Saison de 1875, — Saison de 1876).

Sur deux cas d'ectropion, opéré et guéri par les méthodes de Streatfield et de Pagenstecher associées à un procédé nouveau ; 1877.

Coliques hépatiques ; Expulsion de cinq calculs volumineux et de sable biliaire ; 1877. (Mémoire qui a paru dans les *Annales d'hydrologie médicale.*)

Calcul vésical chez un enfant de 8 ans. Taille médio-latéralisée, guérison rapide; 1877.

Croup: Trachéotomie et guérison (Mémoire lu et discuté à la Société de médecine et de chirurgie) ; 1878.

Des divers traitements du staphylôme antérieur de la cornée (Extrait de la *Gazette hebdomadaire des sciences médicales); 1879.

Vingt opérations de cataractes, par divers procédés; 1880.

Des qualités lithontriptiques des eaux thermales de La Preste. (P. O.) Communication faite à la réunion des Sociétés savantes à la Sorbonne, le 21 avril 1881.

HYGIÈNE

DES

SALLES D'ASILE

PAR

le Docteur P. BLOC,

MÉDECIN DE LA SALLE D'ASILE SAINT-PIERRE (1876);

ANCIEN INTERNE ET LAURÉAT DES HÔPITAUX (Concours de 1867); CHEF DE CLINIQUE CHIRURGICALE DE LA FACULTÉ DE MÉDECINE DE MONT-PELLIER (Concours de 1879); MÉDECIN INSPECTEUR DES EAUX MINÉRALES D'ANDABRE ET DE SYLVANÈS (AVEYRON) 1875; MEMBRE TITULAIRE ET LAURÉAT DE LA SOCIÉTÉ DE MÉDECINE ET DE CHIRURGIE PRATIQUES (1er prix, Concours de 1872); MÉDECIN DE SOCIÉTÉS DE SECOURS MUTUELS (1872); LAURÉAT DE L'ACADÉMIE NATIONALE DE MÉDECINE (Médaille de bronze, 1875), ETC.

« L'institution des salles d'asile pour l'enfance, doit être considérée comme une œuvre de bienfaisance et comme une œuvre de prévoyance sociale ».

Dr CERISE, *le Médecin de salles d'asile, 1836.*

MONTPELLIER

J. MARTEL AÎNÉ , IMPRIMEUR DE L'ACADÉMIE ET DES FACULTÉS

rue de la Blanqnerie 3, près de la Préfecture.

1881

A MONSIEUR CHANCEL,

RECTEUR DE L'ACADÉMIE DE MONTPELLIER,

CORRESPONDANT DE L'INSTITUT, ETC.

Hommage respectueux.

Dr P. BLOC.

AVANT-PROPOS.

En janvier dernier, une réunion publique avait lieu au grand théâtre, sous la présidence de M. Gaston Bazille, sénateur de l'Hérault : il s'agissait de fonder une caisse pour les orphelins et enfants abandonnés de la ville de Montpellier. Après un discours très-émouvant de l'honorable sénateur, M. Ménard-Dorian, notre sympathique député, prit la parole, et dans une chaleureuse et patriotique improvisation, résuma clairement le but de l'œuvre que l'on venait fonder : « Arrachez, nous dit-il, les enfants à la boue du ruisseau, régénérez-les dans vos écoles, faites-en des hommes par le travail, transformez-les par l'instruction, et alors vous aurez à la fois rempli un devoir et une obligation, vous aurez bien mérité du pays. »

Or, n'est-ce pas tout petit que l'enfant doit recevoir cette instruction élémentaire, qui, peu à peu s'emparant de sa jeune intelligence et de son esprit si malléables, arrive progressivement à lui ouvrir de nouveaux horizons ? N'est-ce pas sur ces bancs de la salle d'asile qu'il puisera les premiers éléments de toutes choses, éléments qu'il perfectionnera plus tard à l'école ? Il faut donc placer ce jeune être dans les meilleures conditions possibles d'hygiène ; il ne faut pas que l'intelligence se développe au dépens des forces physiques ; et chacun sait combien l'enfance est exposée et faiblement défendue, si on la laisse livrée à ses propres ressources. Il y a loin, en effet, de l'enfant des villes, dont le développement matériel est entouré de tant d'obstacles, inhérents au milieu même qu'il habite, à l'enfant des campagnes, qui, pardonnez-moi l'expression, pousse seul et presque sans soins.

Médecin depuis quelques années d'une salle d'asile, voyant de près les avantages et aussi les desiderata de ce mode d'éducation, je viens, prenant ma part des exhortations de mon député et cher condisciple, essayer à mon tour d'apporter ma pierre à l'édifice, heureux si j'ai pu remplir la tâche que je me suis imposée.

HYGIÈNE

DES

SALLES D'ASILE.

CHAPITRE Ier

LE BATIMENT. — INSTALLATION DE LA SALLE D'ASILE. — SITUATION. — CONSTRUCTION.

On a donné le nom de Salles d'asile aux établissements destinés à recevoir pendant le jour les enfants de deux à sept ans, que leurs parents, ouvriers des villes ou des champs, ne peuvent protéger contre les dangers de l'isolement et les inconvénients de l'oisiveté. Ce sont en même temps « des établissements d'éducation où les enfants des deux sexes reçoivent les soins que réclame leur développement moral et physique » (Décret du 21 mars 1855, article Ier).

Mon intention n'est pas de faire ici l'historique de cette institution ; ayant surtout pour but de m'occuper de la partie hygiénique et médicale, je renverrai le lecteur aux travaux publiés dans les ouvrages spéciaux (1) : je

---

(1) Cochin (L. D.), *Manuel des Salles d'asile;* Paris, 1834. — Cany, *De l'influence des Salles d'asile sur la santé, l'éducation, les mœurs*

1

considère comme inutile de les analyser ici , ce serait leur
enlever, je crois, leur intérêt en en supprimant une seule
ligne.

Installation. — S'il est un point important dans
la question qui nous occupe, c'est tout d'abord la bonne
installation du bâtiment qui doit servir de salle d'asile.
Deux cas se présentent , ou le bâtiment existe , ou il
faut l'édifier ; le bâtiment existe , mais il ne remplit
aucune ou très–peu des conditions exigées. C'est un
ancien couvent plus ou moins delabré , c'est une maison
particulière , dont la disposition intérieure se prête fort
peu aux exigences scolaires , et que l'on approprie tant
bien que mal à cet usage Si, au contraire, il n'existe pas,
l'architecte , entraîné souvent par l'amour du beau plutôt
que par celui de l'utile , sacrifie beaucoup à la façade ,
à ce qui se voit , et néglige trop l'intérieur qui laisse
entièrement à désirer , non–seulement au point de vue
pédagogique , mais aussi au point de vue hygiénique.
Enfin, dans un dernier cas , le plus triste, l'extérieur et
l'intérieur sont aussi imparfaits l'un que l'autre, et cela se
présente trop souvent : j'ai eu. pour ma part, à le constater

et l'avenir des enfants ; Toulouse, 1835. — Dr Cerise, *le médecin
des Salles d'asile ;* Paris, 1835. — Péclet, *Instruction pour l'assainis-
sement des écoles primaires et des Salles d'asile ;* Paris, 1842. —
Barthère , *Questionnaire encyclopédique à l'usage des Salles d'asile ;*
Paris et Montpellier , 1846. — Chevreau-Lemercier (Mme.), *Essai sur
l'inspection générale des Salles d'asile ;* Paris, 1848. — Jubé de la
Perelle, *Guide des Salles d'asile ;* Paris, 1849. — Malarce (A. de),
Histoire des Salles d'asile ; Paris, 1855. — Rendu (Eug.), *Guide des
Salles d'asile ;* Paris. 1860. — *L'ami de l'enfance , Journal des
Salles d'asile ;* Paris, 1835. — Vauquelin , *Considérations hygiéniques
sur les écoles primaires.* — Thèses, mémoires divers, recueils de
médecine, etc.

lorsque j'ai été nommé médecin de l'asile de Saint-Pierre. J'ai été assez heureux pour obtenir de la municipalité quelques réparations nécessaires ; j'y reviendrai à propos de l'emménagement intérieur.

Il est à déplorer que l'on n'admette pas au sein de la commission chargée du choix du terrain et de la construction de l'asile, des médecins, des directeurs ou directrices d'asile, qui, de concert avec l'architecte, étudieraient les plans et pourraient donner d'utiles avis, chacun en ce qui le concerne.

Parent-Duchâtelet (1) écrivait en 1824: « Les médecins instruits sentent tous les jours combien il eût été important que les architectes eussent eu, je ne dis pas des connaissances médicales, mais de simples notions de physique et de chimie, pour donner à nos habitations et à tous les lieux où se réunissent les hommes, le degré de perfection dont ils sont susceptibles. Personne n'est plus que moi admirateur des beaux-arts ; mais lorsqu'il ne s'agit pas de monuments publics, je dis qu'il faut sacrifier à l'utilité la symétrie et la régularité des lignes. » Et plus loin il ajoute : « J'en ai dit assez pour prouver que l'avis des médecins véritablement instruits n'est pas aussi à dédaigner que le pensent les administrateurs et les architectes. »

Situation de l'Asile. — Il faut, autant que possible, que le bâtiment soit complètement isolé : c'est là un desideratum bien difficile à remplir. A Montpellier, les salles d'asile sont toutes dans la ville, et occupent le centre de certains quartiers, pour faciliter justement la

(1) Parent-Duchâtelet, Essais sur les cloaques ou égouts de la ville de Paris, in *Hygiène publique*, t. Ier, p. 272.

mise à l'asile des enfants : on comprend que l'éloignement du bâtiment, que sa situation hors la ville, fort hygiénique sans aucun doute, serait une cause d'abandon par les parents qui, pour la plupart, ouvriers ou peu aisés, ne peuvent perdre un temps trop long pour conduire leurs enfants à l'asile ; aussi me montrerai-je indulgent sur ce premier point, mais j'insisterai sur le suivant : il importe d'éviter soigneusement le voisinage des hôpitaux, des casernes, de tout local pouvant être encombré à un moment donné, d'usines ou d'industries dont les odeurs vicient l'air, ou dont les canaux servant à conduire les débris de leurs fabrications, entretiennent une humidité permanente du sol.

La salle d'asile Saint-Pierre, sans avoir à redouter les inconvénients que je viens de signaler, a cependant un voisinage que je serais très-heureux de voir disparaître. Le mur de la salle d'école est mitoyen de celui de la cour de la Faculté des Sciences, et de plus, le sol de la salle est en contre-bas d'environ 1 mètre 50 de celui de cette cour : d'où humidité et infiltration, qui aujourd'hui existent bien moins, depuis qu'on a parqueté le préau et la salle d'école. Mais il y a encore un autre inconvénient grave, c'est le suivant : lorsque l'on a à préparer des gaz à odeur repoussante, de l'hydrogène sulfuré, du sulfure de carbone, par exemple, gaz délétère par excellence, cette préparation a lieu dans la cour, et l'on doit aussitôt fermer les fenêtres de la classe, sous peine d'être obligés de respirer ces vapeurs, qui pénètrent tout de même. D'autre part, les enfants, dans leurs exercices scolaires, dérangent à leur tour les professeurs ou les élèves, dont les laboratoires s'ouvrent sur cette cour : cet état de choses

ne durera pas longtemps, je l'espère, puisqu'il est question de transporter ailleurs la Faculté des Sciences, et
alors, cette cour, objet de mes plaintes, sera au contraire un excellent voisinage et fera même (on l'a pro-
mis) partie de l'asile.

En réclamant l'éloignement de toute fabrique, à plus
forte raison, insisterais-je pour que l'asile soit situé loin
de tout cabaret ou de toute maison mal fréquentée. Et
si je signale ce fait, c'est qu'il existe, dans une ville voisine, une salle d'asile dont le mur est mitoyen de celui
d'un bouge enfumé, et que les enfants, dans leur classe,
peuvent entendre les chants ou les paroles des gens avinés
qui le fréquentent! Dans tous les cas, si l'on est obligé
de prendre un emplacement sur une rue, il faut que la
salle de classe en soit séparée par une cour ou un jardin.

Il convient aussi d'éviter les vents dominants d'une
région et de disposer la façade de manière à ce que les
rayons du soleil levant ne frappent pas obliquement les
croisées (1).

Choix du sol. — Nous empruntons les lignes suivantes
à l'excellente thèse du Dr Bréant.

« Les diverses couches qui composent le sol possèdent
des propriétés qui ont une très-grande influence sur la
salubrité d'une localité. Suivant leur nature, les terrains
absorbent et émettent plus ou moins facilement la chaleur. Au point de vue du pouvoir absorbant pour le
calorique, on peut ranger les terrains dans l'ordre suivant : sablonneux, argileux, crétacé, humus. La réflexion
de la lumière présente aussi des variations dues, non à

(1) Dr Guillaume, *Hygiène scolaire.*

la composition du terrain, mais à sa couleur. Le point
le plus important est certainement d'étudier les terrains
au point de vue de leur degré de perméabilité et du
pouvoir plus ou moins grand qu'ils possèdent d'absorber
et de conserver l'eau. En effet, d'une façon générale, la
salubrité d'un terrain est inversement proportionnelle à
la quantité d'eau qu'il renferme. L'eau n'agit pas seulement comme source d'humidité et comme agent de réfri-
gération, mais bien aussi comme véhicule des matières
organiques et comme agent favorable à leur décompo-
sition ; aussi le terrain sur lequel on se propose de bâtir
ne doit-il pas conserver une quantité notable d'eau. S'il
absorbe l'eau, il doit être très-facilement et très-profon-
dément perméable ; si, au contraire, il est peu perméable,
il faut qu'il puisse se dessécher rapidement, afin que l'eau
ne s'accumule pas à la surface du sol. Il faut non-seulement, qu'après la pluie, le terrain devienne rapidement sec
et ne se détrempe pas, mais encore, qu'en été, le sol ne
se désagrège pas au point de former une trop grande
quantité de poussière. En creusant le sol après des pluies,
on peut déterminer d'avance à quelle profondeur l'eau a
pénétré, et de cette façon constater facilement et la perméabilité du terrain et son degré d'humidité » (1).

Ces qualités du sol étant intimément liées à la nature
des couches qui le composent, nous croyons utile d'indiquer ici, en quelques mots, les propriétés des terrains
envisagées à ce point de vue particulier. Les terrains
granitiques, généralement salubres, ont ordinairement

---

(1) Bréaut, *Considérations sur l'hygiène des hôpitaux militaires;*
Montpellier, 1878, p. 17 et suiv.

une pente très-prononcée : les eaux, qui ne font que les
traverser, s'écoulent facilement ; dans ces terrains, l'eau
est pure et les marais fort rares ; les terrains argileux,
très en pente , sont imperméables : l'eau y est parfois
rare , mais ils présentent souvent des torrents qui
exposent aux inondations. Les terrains calcaire et magné-
siens ont une pente insuffisante : l'eau les traverse facilement, les marais y sont plus communs que dans les
précédents, et l'eau y est trop chargée de sels calcaires.
Les terrains crétacés sont, il est vrai , facilement perméa-
bles ; mais lorsqu'ils présentent un sous-sol argileux,
imperméable , l'eau stagne, s'accumule et ils doivent
être considérés comme insalubres, à moins que par un
drainage bien entendu on ne s'oppose à leur humidité
permanente ; mais il est toujours préférable de choisir
un terrain où le drainage se fasse naturellement, car tout
drainage artificiel est dispendieux et de plus toujours
insuffisant.

On choisira donc un sol bien sec, plutôt une hauteur
qu'une pente ; si on craint les infiltrations, on remédiera
à cet état de choses par l'établissement d'une couche de
béton, fait soit avec du mortier hydraulique soit et pré-
férablement avec du bon ciment ; le rez-de-chaussée
devra toujours être élevé d'un mètre au-dessus du sol, et
si le terrain le permet, tout le bâtiment devra reposer sur
des caves voûtées.

Matériaux. — Le choix des matériaux n'est pas
indifférent ; ils doivent être solides, mais en même temps
mauvais conducteurs de la chaleur, afin que la température intérieure soit maintenue sensiblement constante :
le granit et le calcaire conviennent le mieux ; les char-

pentes peuvent être en bois, mais en bois bien sec, afin d'éviter la formation de ces champignons si nuisibles à la santé des enfants, criptogames dont l'existence a été démontrée par le Dr Guillaume (1). Je donnerai pour ma part la préférence aux charpentes en fer établies suivant le mode actuel, non pas que je préconise telle ou telle ossature en fer, mais je crois que la construction y gagne en solidité, en légèreté et que l'on perd moins de place, ce qui n'est pas à dédaigner.

Les murs, en pierre et non en briques, doivent avoir une épaisseur de 55 à 60 centimètres et être cimentés à l'intérieur, afin d'éviter toute infiltration d'humidité ; le sol doit être, ainsi que je l'ai dit plus haut, très-sec, s'il ne l'est pas on drainera afin de détourner les eaux pluviales et au besoin on établira une couche épaisse de charbon sous jacente au sol lui-même d'environ 20 centimètres. Dans la salle ou le préau, en un mot partout où se tiennent les enfants, le sol doit être planchéié, et je dois, pour le dire en passant, au plancheiement du préau et de la classe de la salle d'asile Saint-Pierre la disparition de nombreuses bronchites, d'états catarrhaux, de conjonctivites, etc., produites par l'humidité constante qui y régnait lorsque le sol était recouvert de dalles usées et disjointes. Le préau, avant cette époque, était une sorte de réservoir où s'accumulaient les eaux pluviales, et que les enfants étanchaient avec leurs souliers!

La toiture variera selon les pays ; mais, d'une façon générale, elle ne doit jamais être plate. Le toit doit avoir une pente modérée, qui permette l'écoulement facile des

---

(1) Hygiène scolaire, p. 4.

eaux pluviales ou provenant de la fonte des neiges. Les tuiles et les ardoises sont les meilleurs matériaux à employer ; car ils sont à la fois imperméables, non hydroscopiques et mauvais conducteurs de la chaleur. Le zinc subit trop l'influence des variations de la température, et pour nos pays, ordinairement très-chauds en été, ce métal est impropre. Il en est de même du plomb, qui en outre cède aux eaux pluviales une quantité notable d'oxyde de plomb: grave inconvénient lorsque ces eaux sont recueillies dans des citernes; des cas d'empoisonnement ont été relatés par Vauquelin et Boutigny (1). Nos salles d'asile offrent, sous le rapport de la toiture, toute sécurité. Cette toiture est inclinée, faite en briques présentant alternativement leur concavité et leur convexité, et venant aboutir, au rebord du toit, à une large gouttière, qui conduit les eaux dans le ruisseau et de là à l'égout. Il est fâcheux, à mon avis, que les eaux ne soient pas recueillies dans un réservoir en fonte, placé sur un socle de pierre : on trouverait à utiliser cette eau, soit en bains, soit pour les usages domestiques. D'une façon générale, quel que soit le genre de toiture, il doit toujours y avoir une couche d'air entre le toit et l'étage le plus élevé (mansardes, greniers, etc., etc.).

Entrée de l'Asile, Escalier. — L'entrée de l'asile doit être assez large pour que plusieurs enfants puissent y passer de front : je considère comme inutiles deux entrées pour chaque sexe, les enfants étant ensemble pendant leurs récréations, et leur jeune âge les mettant, heureusement encore, à l'abri des mauvais instincts. Cependant,

(1) M. Levy, *Traité d'hygiène*, 3ᵉ édition, t. 1, p. 629.

je conseille, et cela se fait du reste, de les séparer pendant la classe. Je préfère, de beaucoup, aux escaliers, une pente douce et sablée, conduisant à l'entrée de l'école : j'explique cette préférence par le danger des chutes, si fréquentes, surtout à la sortie, lorsque les enfants se précipitent vers la porte. Si les escaliers existent, ils devront être larges, bien éclairés, à marches de hauteur moyenne et arrondies aux bords, mais surtout ne présentant pas ces lames de fer dont on les borde souvent. M. le professeur Fonssagrives, dans son livre de l'*hygiène et assainissement des villes* (1), les condamne absolument : « dans un demi-jour, dit-il, elles peuvent être prises pour une ombre, faire hésiter le pied et devenir une cause d'accident ; d'ailleurs, la pierre, finissant par s'user, ces lames de fer débordent et peuvent provoquer des chutes, quand le pied vient à heurter contre elles. »

Les rampes des escaliers doivent être très-élevées et hors de portée de la taille et surtout de la main des enfants, trop enclins à s'y laisser glisser à califourchon, d'où des chutes plus ou moins graves. On a conseillé (Vernois, Guillaume, Fonssagrives, etc.) d'y placer des arrêts qui empêchent les glissades : on peut se convaincre de l'utilité de ces arrêts à l'escalier qui aboutit à l'extrémité de l'Esplanade, à Montpellier. Quant à moi, je supprime les escaliers dans tout ce qui a rapport à la salle d'asile proprement dite, plaçant au rez-de-chaussée les classes, les lavabos, les bains, le vestiaire, la cuisine, etc. ; le logement de la directrice étant en dehors de la salle elle-même, peut être situé au premier, mais sans inconvénient

(1) 1874, p. 109.

pour les enfants, qui n'ont pas y aller : je crois que c'est là, un réel progrès. Je dois reconnaître que les architectes ont jugé la chose ainsi, car dans presque toutes les salles d'asile, tout ce qui regarde la partie scolaire est au rez-de-chaussée.

Je demande, enfin, de vastes cours, des jardins, et non des *préaux de prison*, dans lesquels les enfants entassés ne peuvent se livrer qu'à un exercice insuffisant.

CHAPITRE II.

SALLE DE CLASSE. — AÉRATION. — ÉCLAIRAGE.

Salle de classe. — Je poserai comme un principe, que la salle de classe doit être vaste, élevée et bien aérée ; et, à ce sujet, je pense que quelques considérations physiologiques feront mieux ressortir l'absolue nécessité des trois conditions que je réclame.

Dans les habitations particulières, et dans les lieux destinés à de grandes réunions d'individus, la respiration de l'homme et des animaux, les foyers de combustion et les appareils d'éclairage, la transpiration cutanée et pulmonaire et les matières animales qu'elles entraînent, sont les trois sources d'altération de l'air non renouvelé.

De ces divers ordres de causes, les deux premiers agissent

en enlevant à l'air l'oxigène, aux dépens duquel se forment l'acide carbonique et la vapeur d'eau exhalée par le poumon ou fournie par les corps qui produisent, en se consumant, la chaleur et la lumière artificielle. Dumas a démontré qu'un adulte brûle, tant en carbone qu'en hydrogène, une quantité équivalente à dix grammes par heure, et cela en désoxygénant 90 litres d'air. La quantité d'air expirée en 24 heures varie entre 8 et 13 mètres cubes ; le volume d'acide carbonique versé dans l'air par la respiration d'un adulte serait, suivant Scharling, de 12 litres par l'heure, et de 20 litres, suivant Andral et Gavarret ; il se brûlerait ainsi, pendant une heure, 6 grammes 50 dans le premier cas, et dans le second 11 grammes de carbone (1). Mais ce ne sont pas là les seules causes de viciation qui tiennent au séjour et à l'habitation de l'homme dans des milieux confinés. L'évaporation qui se fait à la surface du corps de l'homme représenterait un poids de 800 à 1000 grammes d'eau, suivant les calculs de Séguin, chiffre un peu exagéré, ainsi qu'il résulte des observations de Dumas ; lorsque l'air atmosphérique est ainsi saturé de vapeur d'eau, l'évaporation cutanée et la transpiration pulmonaire diminuent dans des proportions notables : l'eau se charge en outre des principes mias-matiques ; condensée et abandonnée à elle-même, elle se putréfie rapidement. Péclet et Dumas ont observé que l'air enlevé par les ventilateurs dans les salles d'assemblée nombreuse (Chambre des députés), dans des amphithéâtres de cours, des salles de théâtre, etc., exhale une odeur

(1) Nouveau dictionnaire de médecine et de chirurgie pratiques, t. L, p. 467.

fétide. Il résulte, de plus, d'expériences dues au professeur Gavarret, que l'air ainsi vicié est impropre à la respiration et peut amener des accidents graves , non pas à cause de l'excès de l'acide carbonique qu'il contient , mais par le fait même de la présence dans l'air de ces miasmes putrides dont nous avons signalé l'existence. Mais tout en faisant la part de cette source particulière d'altération, il faut reconnaître , d'une manière générale , que dans un espace limité et habité, c'est l'acide carbonique qui est la cause et qui donne la mesure de l'insalubrité de l'air.

Il n'est pas sans intérêt de consigner ici un fait mis hors de doute par les recherches de Leblanc, Lassaigne et Orfila : c'est que l'air le plus vicié ou celui qui contient le plus d'acide carbonique ne réside pas dans les régions inférieures, et que ce gaz, au sein de l'air confiné , se répand d'une manière à peu près égale dans les couches supérieures et inférieures, et présente même un léger excès dans les parties les plus élevées de l'enceinte close.

En supposant un homme adulte enfermé dans une enceinte de 10 mètres où l'air n'est pas renouvelé, l'atmosphère d'après les recherches d'Andral et Gavarret contient, après

2 heures,	42 l. d'eau ou 42 dix-mil. d'acide carbonique.
4 —	84 — 84 —
6 —	126 — 126 —
8 —	168 — 168 —

Dans une enceinte de 20 mètres, l'air , dans les mêmes conditions, contiendrait un chiffre total d'acide carbonique égal , mais une proportion moitié moindre , c'est-à-dire après 2 heures, 42 litres ou 21 dix-millièmes etc., etc.

Enfin, si l'analyse chimique indique une proportion de 4

pour 100 d'acide carbonique dans l'atmosphère, on doit en conclure que la totalité de l'air contenu dans une enceinte a déjà passé par le poumon : s'il contient 1/2 pour 100 cela prouve que la huitième partie seulement de l'air a servi à l'acte de la respiration.

Il faut donc proportionner les dimensions de la salle au nombre des enfants qu'elle devra contenir. Dans sa circulaire de 1852, relative à la construction des maisons d'écoles et de salles d'asile, le Ministre de l'instruction publique s'exprimait ainsi : « l'aire de la classe doit présenter par élève une surface de 1 mètre carré et une hauteur de 4 mètres. L'expérience et la théorie démontrent que toute salle de classe construite dans ces proportions se trouvera dans de bonnes conditions hygiéniques et offrira les dispositions les plus convenables pour la direction méthodique d'une école. On tolèrera cependant une hauteur de 3 mètre 50, dans les maisons qui ne sont pas construites à neuf. » Nous espérons que l'on s'écarte souvent des nombres donnés par la circulaire, pour procurer aux enfants un peu plus d'air : à Paris, pour les écoles communales, on a fixé un minimun de 6 mètres cube par élève. Seulement, combien y a-t-il d'écoles qui accordent ce chiffre à leurs élèves ?

Les conditions d'aération, aussi convenables que possibles, sont réalisées dans la salle d'asile de Saint-Pierre ; la salle de classe a 17 mètres de longueur sur 8 de largeur et 5 mètres 50 de hauteur (1). Elle présente quatre

_____

(1) Ce qui donne 880 mètres cubes d'air. Or il y a en moyenne 130 enfants dans la classe ; nous avons donc par tête : 6 mètres cubes 13, ce qui est largement suffisant surtout avec la faculté de renouvellement de l'air, et le court séjour des enfants dans la classe.

larges croisées de chaque côté, les unes donnant sur la cour de la Faculté des Sciences côté nord, les autres sur le préau vitré côté sud, qui lui-même peut être largement ouvert ; il est très-facile de renouveler l'air, en l'absence des enfants, en ouvrant les huit fenêtres, et pendant les classes, en en fermant quatre ; quel que soit le nombre des enfants, et malgré le poêle chauffé au charbon, je n'ai jamais constaté d'odeur désagréable, ni trouvé que la température fût trop élevée. La ventilation se fait donc, à mon avis, d'une façon suffisante, surtout dans un local vaste, et dans lequel les enfants ne séjournent pas de longues heures (de dix heures à midi, de deux à quatre heures du soir), car des récréations fréquentes les font sortir de la classe ; j'ajouterai que, *quel que soit le temps*, j'ai recommandé à la directrice, et elle se conforme à mon désir, d'ouvrir les huit fenêtres de la classe ; on les ferme dès que les enfants rentrent. Je parlerai, au chapitre *chauffage*, d'un appareil qui remplirait la double indication d'élever la température et de purifier l'air, mais que son prix de revient empêchera, sans doute, d'établir ; je désire cependant appeler sur lui l'attention des personnes compétentes.

Outre les causes de viciation de l'air que nous avons indiquées plus haut, il y en a d'autres dues aux poussières. Celles-ci peuvent être de diverses natures, minérales, végétales ou animales ; constamment, du reste, la poussière répandue dans l'atmosphère est un mélange des trois, dans lequel les matières organiques, surtout dans les villes, entrent souvent dans la proportion de 10 p. 100. Les matières minérales, poussière de charbon surtout, peuvent produire, d'après le professeur Fonssagrives,

« des ophthalmies, des laryngites, de la pharyngite granuleuse, affection des plus communes dans nos asiles . »

Les poussières végétales se produisent facilement à la surface des bois humides (cryptogames), de la paille avariée, etc., etc.

Quant aux poussières animales, ne sont-elles pas les plus abondamment répandues dans l'air? L'existence aujourd'hui bien constatée des maladies parasitaires de la peau, permet d'admettre la contagion de ces maladies au moyen du transport par l'air des spores d'achorion, de trichophyton et autres produits fongueux (Becquerel).

Comment donc remédier à ces inconvenients dans les asiles? D'abord, ainsi que je le disais à propos du sol, entre le plancher de la classe et celui de la cave, si la salle est au rez-de-chaussée suivant mon projet, il faut combler les intervalles des poutres, non avec des platras ou autres débris de maçonnerie, mais avec du sable ou des scories de fer. En même temps, on tiendra le plancher ou le dallage en bon état, en les balayant souvent et les arrosant en été; on placera des paillassons à la porte, afin que les enfants s'y débarrassent de la boue qui, se séchant, devient la cause principale de la poussière du plancher; mais ce que je réclame surtout, c'est de voir laver souvent le parquet. On peut, à un prix peu élevé, y passer une couleur à l'huile et à l'essence qui, une fois bien sèche, permet de laver, de frotter le parquet et enlève ainsi une grande cause de production des poussières.

En Autriche, les parquets sont peints à l'huile, et les enfants sont tenus de s'essuyer les pieds sur un long décrottoir en brosses de chiendent.

En Angleterre, on emploie, avec succès, un vernis au caoutchouc appelé *kamptulicon* (Musée britannique, Banque de Londres, Lycées, etc.). Cette préparation a deux avantages : d'abord, la propreté, le facile entretien, et en second lieu, elle étouffe le bruit des pas. Il n'y a plus ni poussière, ni humidité ; mais le prix de revient de cette matière est trop élevé pour que son emploi devienne pratique.

J'ai remarqué que cette production de poussière existe lorsque, rentrant en classe, les enfants *marquent le pas* et regagnent leurs places en frappant des pieds en cadence : un nuage s'élève et les enfants s'asseyent au milieu d'un tourbillon poussiéreux. J'ai fait supprimer ce court exercice ; ils marquent le pas dans le préau qui est largement ouvert, et rentrent en classe en marche ordinaire. L'exercice est certainement une chose utile, nécessaire aux enfants, et je serais le dernier à le condamner, mais ils ont besoin de respirer et il y a déjà assez de causes qui tendent à rendre l'air plus ou moins irrespirable dans les classes, sans encore en ajouter une que l'on peut facilement éviter.

Éclairage. — Les enfants ne restant pas le soir à l'asile, nous n'avons à nous occuper que de l'éclairage naturel, c'est-à-dire de la manière dont la lumière du jour arrive dans la salle.

Beaucoup de salles d'asile laissent encore à désirer sous le rapport de la lumière. Tantôt les fenêtres sont percées dans des murs parallèles, ce qui est le cas de notre salle d'asile, tantôt dans des murs formant un angle, de là un jour faux et des plus fatigants pour la vue. Quelquefois des constructions très-élevées entourent l'asile et inter-

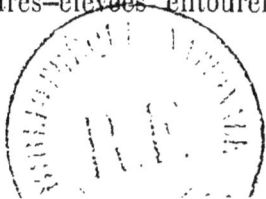

2

ceptent le jour, ou bien le soleil, venant frapper sur leurs murailles blanches ou contre leurs vitres, produisent un éblouissement, cause de conjonctivites et même de maladies plus graves du fond de l'œil (choroïdites, rétinites).

Si l'éclairage est insuffisant, les enfants sont obligés de s'approcher très-près des caractères ou de leurs livres, et deviennent ainsi, grâce à la fatigue produite sur l'accommodation, myopes à bref délai.

Comment doit arriver la lumière relativement à la place occupée par l'écolier? Le docteur Guillaume, MM. Leibrich, Desmarres, etc., disent que la lumière doit venir obliquement de gauche à droite, et jamais en face ni par derrière.

M. Fonssagrives, au contraire, ne voit d'éclairage convenable que celui qui dispense la lumière par en-haut.

« Les fenêtres unilatérales, dit-il, ont l'inconvénient de faire prendre aux enfants, qui se tournent instinctivement, comme les plantes, du côté de la lumière, des attitudes qui peuvent, à la longue, compromettre la rectitude de la taille. » A l'exemple du savant hygiéniste, je déclare être partisan de l'éclairage venant de haut en bas; mais il est difficile de réaliser ces conditions dans la pratique, et j'accepte, faute de mieux, l'éclairage latéral, cité plus haut; si les deux côtés de la classe présentent des fenêtres, comme c'est le cas pour notre asile, il est facile, grâce à des rideaux bleu foncé ou verts, d'intercepter le jour d'un côté, ce que l'on fait, du reste; des stores rempliraient le même office, mais le prix d'installation étant élevé, nous nous en tenons au modeste rideau. Il est sous-entendu que toutes les fenêtres ont ou des persiennes ou des contrevents extérieurs. On peut enfin, pour avoir un jour plus tamisé et plus doux, faire usage de vitres en verre dépoli ; à Montpellier particulièrement , cet usage se répand de jour en jour , et on lutte ainsi avec avantage contre les rayons d'un soleil ardent.

Murs de la Classe. — Les murs de la classe jouent aussi un rôle important dans l'éclairage : il faut absolument proscrire l'usage de la peinture blanche , fort en usage , malheureusement.

D'après le docteur Guillaume , cette teinte donnerait lieu à la production de l'héméralopie , chez les enfants délicats et facilement impressionnables. Les teintes les plus convenables sont : le bleu clair , le vert clair , le marron clair ; je donne la préférence à cette dernière couleur. Lorsqu'elle est uniforme , elle ne fatigue pas la vue , mais a l'inconvénient d'être un peu sombre ; aussi ne faut-il l'employer que dans les classes qui sont largement éclairées ; si la lumière arrive un peu diffuse, il est nécessaire d'en augmenter l'intensité par un coloris plus clair des murailles , et dans ce cas , le gris ou le vert clairs seront recommandés. Il faut aussi que rien ne détruise l'uniformité des murs , et je blâme l'usage de suspendre des cartes ou des tableaux contre les murs , qui , par leurs couleurs souvent heurtées ou disparates, fatiguent à la longue l'accommodation.

Une dernière précaution consistera à peindre les murs avec de la couleur à l'huile , afin de pouvoir souvent les laver.

CHAPITRE III.

CHAUFFAGE ET VENTILATION.

Le chauffage, dans les salles d'asile, se fait avec « des poêles en fonte. » (Article 7 de l'Ordonnance royale du 24 avril 1838). On le voit, l'article 7 est précis et ne reconnaît pas d'autre mode de chauffage : l'hygiéniste doit le déplorer, car il est de bien meilleurs moyens d'élever la température. Mais si l'on est forcé d'accepter, il est au moins permis de modifier autant que possible ce producteur de calorique et de le rendre à la fois utile et inoffensif.

Les poêles sont des appareils de chauffage qui diffèrent des cheminées en ce que la combustion se produit dans une capacité close. Le modèle dont on fait usage dans les salles d'asile porte le nom vulgaire de *poêle corps-de-garde ;* voici sa description d'après M. Coulier : « Le corps du poêle peut être cylindrique et supporté par trois pieds peu élevés, car il n'y a aucun danger à ce que le feu se communique au parquet par rayonnement, à cause du cendrier. Il est divisé en deux parties égales par la grille ; le cendrier doit être pourvu d'une porte *fonctionnant bien et susceptible de fermer complètement.* Ce point est de la plus haute importance. Cette porte permet de régler la combustion, et par conséquent d'user méthodiquement le combustible ; le réglage par cette porte *ne présente absolument aucun danger d'asphyxie, même quand l'obturation est complète. Il éloigne au contraire ce danger.*

Le foyer ne doit pas avoir de portes latérales, ces portes ont les inconvénients suivants :

1° Elles ne ferment jamais bien, et sont un obstacle à ce qu'on puisse diriger la combustion à l'aide de la porte du cendrier ;

2° Elles ne permettent de charger le poêle que jusqu'à leur niveau ;

3° Elles sont une cause de destruction rapide, en surchauffant les parties du poêle voisines des filets d'air qu'elles laissent pénétrer ;

4° Elles augmentent le prix de l'appareil. Le cylindre qui forme le poêle est complètement ouvert par le haut. Sur cette ouverture on place une plaque de fonte, percée à son centre d'une ouverture au moins égale en surface à la section du tuyau.

Sur cette ouverture se place un chaudron en cuivre ou en fer, à fond plat, contenant 5 à 6 litres, et muni d'une anse soudée et rivée, sans charnière, et analogue aux anses de panier. L'avantage de cette disposition est que cette anse, ainsi éloignée du foyer, n'est jamais assez chaude pour ne pas pouvoir être prise à la main. Dans *les salles d'asile*, écoles, infirmeries, etc., il est bon de laisser à demeure une cuiller en fer, d'une contenance d'un demi-litre, qui sert à puiser de l'eau chaude pour les enfants ou les malades. Le tuyau doit prendre naissance à la partie la plus élevée du cylindre, au-dessous du couvercle ; il doit à sa sortie du poêle être non pas horizontal, mais incliné à 45 degrés. De cette manière, les escarbilles, cendres, etc., ne peuvent le boucher, parce qu'elles retombent incessamment par leur poids , et tout danger résultant de l'obstruction du tuyau est éloigné. Sur cette amorce de tuyau en fonte on adapte des tuyaux en tôle, qui vont s'engager, après un long parcours, dans une cheminée dont il est bon de condamner la partie inférieure, à moins qu'on ne veuille l'utiliser (ce que je conseille) comme moyen de ventilation. Dans ce tuyau en tôle on supprimera toute clé ou , si on en conserve une, on veillera à ce que le diaphragme qu'elle fait mouvoir soit largement échancré.

Fonctionnement de l'appareil. — Il est facile à comprendre. On commence par enlever le couvercle , et à retirer les débris non consumés. On replace ensuite le couvercle, et à travers l'ouverture, on introduit les menus combustibles qui doivent allumer le feu ; le tirage s'établit immédiatement , et il ne sort pas de fumée par cette ouverture, surtout si, au commencement de l'opération, on a le soin de fermer la porte du cendrier. C'est par cette ouverture qu'on introduit le combustible au fur et à mesure du besoin. Dès que le feu est pris, on la recouvre avec le chaudron à moitié plein d'eau. — La combustion se règle avec la plus grande facilité , soit par la porte du cendrier qu'on ferme plus ou moins , soit par l'ouverture du couvercle qu'on ne ferme qu'incomplètement, en reculant un peu le chaudron ; dans ce cas, l'air nécessaire au tirage, ne passant plus à travers le combustible, n'active plus la combustion, tout en activant la ventilation.

L'appareil ainsi disposé fonctionne bien ; il est peu agréable à la vue , détail secondaire dans un asile, mais il a besoin surtout d'être entouré d'une balustrade en fer, éloignée *d'un mètre* de lui, à barres rapprochées et ne

permettant pas le passage de la tête d'un enfant; la hauteur
de cette balustrade doit être d'un mètre cinquante environ,
et assez haute pour que les enfants ne puissent l'escalader.
Une porte, fermée avec *une serrure*, permet de garnir le
poêle et de l'entretenir; grâce à ces précautions, on évi-
tera des accidents, et parfois des malheurs (brûlures,
incendies, etc., etc.).

La température de la classe ne doit jamais dépasser
15 degrés centigr.; un thermomètre, suspendu au mur
le plus éloigné du poêle, servira de guide.

Voilà, dans toute sa simplicité économique, le mode
de chauffage employé dans nos salles d'asile. Je
disais au début que je lui préférais d'autres moyens
d'élever la température; mais ces moyens sont trop dispendieux et trop difficiles à établir, exigent de fréquentes réparations, en un mot, ne sont pas pratiques
dans le cas actuel. Je citerai, en premier lieu, *la cheminée;* à mon avis, il n'est qu'une seule chose qu'on
puisse lui reprocher, c'est la faible proportion de chaleur
développée qu'elle utilise pour la grande quantité de
combustible employé. En effet, une partie seulement des
rayons calorifiques pénètre dans la pièce à chauffer, les
autres vont frapper les parois de la cheminée qui les
absorbent; il résulte de là que la proportion de chaleur
utilisée est de 1/16 ou environ 6/100 de la chaleur
totale, les quinze autres seizièmes sont employés à
chauffer l'air qui s'échappe par le tuyau, par conséquent
sont totalement perdus pour nous. On comprend qu'on
ne peut préconiser ce mode de chauffage pour une salle
d'asile vaste et élevée; il faudrait trop de bois, et les
municipalités, aussi généreuses qu'elles soient, ne pour-

raient subvenir aux frais du chauffage, sans grever leur budget. On doit le déplorer, car les avantages des cheminées sont considérables. Elles ne modifient que fort peu l'état hygrométrique de l'air, à cause du tirage et du renouvellement continuel de l'atmosphère chauffée ; elles conviennent aux tempéraments pléthoriques, disposés aux congestions, et pour lesquels le chauffage trop intense constitue un danger ; rien ne saurait remplacer la chaleur douce et la vue agréable d'un bon feu qui pétille ;

« Combien le feu tient douce compagnie » !
a dit le poète.

Je citerai ensuite les calorifères. De tous les appareils de chauffage, les calorifères sont ceux qui peuvent le mieux se prêter aux exigences d'un chauffage étendu et d'une certaine puissance, comme cela est nécessaire dans les écoles ; ils ont de plus l'avantage de pouvoir se combiner facilement avec la ventilation.

Je citerai rapidement les trois principaux genres de calorifères usités : le calorifère à air chaud, le calorifère à vapeur, le calorifère à circulation d'eau chaude ; et je renverrai, pour leur description et la partie technique, à l'ouvrage de Péclet et à l'article *Chauffage* du Dictionnaire encyclopédique (*loco citato*).

S'il m'était permis d'émettre un vœu, je demanderais pour nos salles d'asile l'établissement du calorifère à circulation d'eau chaude, du simple thermo-siphon employé dans les serres ; rien ne saurait remplacer ce mode si sain de chauffage, préférable encore à la cheminée ordinaire, en ce que la chaleur dégagée est une chaleur humide. « C'est, de plus, une machine qui ne se dérange jamais et dont le mécanisme est sûr , c'est là une excellente condition ; mais la véritable cause de supériorité du thermo-siphon est sa grande capacité pour le calorique : c'est un réservoir de chaleur comme aucun appareil n'en possède. Il doit cette propriété à la masse d'eau qu'il contient ; celle-ci, en raison de son faible équivalent chimique, a une chaleur spécifique très-grande, qui la rend éminemment propre à remplir le rôle de réservoir de chaleur (1) ».

Je crois pouvoir affirmer que l'usage d'un thermo-siphon ne serait pas d'un prix de revient bien élevé : il n'y aurait que l'installation qui serait coûteuse, car une fois établi, il fonctionnerait sans nécessiter plus de combustible que celui dont on se sert pour le poêle ordinaire; on n'aurait pas à craindre non plus une pression trop considérable du liquide sur les tubes , puisque ces tubes ou tuyaux seraient fixés au sol et que la colonne de liquide serait très-peu élevée. On garnirait tous les matins le fourneau extérieur et on ne s'occuperait que de le surveiller de temps en temps, pour s'assurer qu'il ne s'est pas éteint. La ventilation se fait par le même appareil; dans ce cas, l'air extérieur pénètre dans la salle par un grand et large tube qui contient le tuyau à eau chaude, de telle sorte que cet air est échauffé avant d'entrer dans la pièce habitée.

Ventilation. — Ce n'est pas tant, et on l'a démontré (2), à la présence minime d'oxyde de carbone dans l'air qu'est dû le malaise que l'on éprouve dans les

---

(1) Article *Chauffage*, Diction. encyclop., t. XV, 1re série, p. 50.
(2) *Bulletin de l'Académie de médecine*. Séance du 11 août 1868.

appartements surchauffés ; c'est surtout à l'absence d'humidité dans cet air, au manque de vapeur d'eau. Les expériences de météorologie nous apprennent que l'air extérieur contient ordinairement les 3/4 et plus de la vapeur d'eau qu'il renfermerait étant saturé. Dans ces circonstances, l'évaporation cutanée et l'évaporation pulmonaire sont dans des conditions normales de rapidité ; ce sont elles que l'hygiène doit évidemment chercher à reproduire dans les locaux habités.

Le meilleur moyen de ventiler une pièce, c'est d'ouvrir largement les fenêtres et de laisser l'air circuler librement; mais ce moyen radical est peu applicable pendant les froids rigoureux de l'hiver, et l'on ne ferait pas passer impunément les enfants d'une température relativement élevée à la basse température de l'air extérieur. On a dû imaginer des moyens plus pratiques, et souvent c'est la source de chaleur elle-même qui est utilisée pour produire la ventilation.

J'ai dit plus haut comment on établit la ventilation dans le trop modeste poêle qui existe dans les salles d'asile. On le peut de deux façons : d'abord, en plaçant le tuyau dans une cheminée non bouchée à sa partie inférieure, de manière à produire une appel continuel de l'air, et en second lieu, si le tuyau monte verticalement et sort à la partie supérieure du mur, alors que le feu est bien pris, en reculant un peu le chaudron placé sur le poêle, de façon que l'air nécessaire au tirage ne passant plus à travers le combustible, n'active plus la combustion tout en concourant à la ventilation.

Voilà, avec l'ouverture des fenêtres, les seuls moyens dont je dispose dans la salle d'asile Saint-Pierre: n'ayant pas le choix , je suis forcé de m'y soumettre. Je recommande d'ouvrir largement les ouvertures pendant les récréations ; or, les classes durant fort peu de temps (deux heures le matin et deux heures le soir), l'air est toujours dans un parfait état d'intégrité. Je ne réclamerai donc aucun autre mode de ventilation pour les salles d'asile ; mais qu'il me soit permis de les signaler rapidement.

Système Baudin. — Un certain nombre de tuyaux coudés, de 1 mètre 50 centimètres à 2 mètres de hauteur, sont placés verticalement dans les murs extérieurs. L'orifice inférieur, légèrement évasé, garni de toile métallique, aspire l'air extérieur ; l'orifice supérieur ou interne, garni de même et pourvu d'un registre modérateur, verse l'air neuf dans le local, tandis que l'air altéré et échauffé s'échappe par une ouverture en entonnoir pratiquée au milieu du plafond et s'abouchant avec un tuyau légèrement conique, qui monte à 1 mètre ou 1 mètre 50 centimètres au-dessus du toit.

On peut se passer de ces tuyaux et se borner à percer le plancher d'un certain nombre de petites ouvertures disposées en rosaces, qui amènent l'air neuf par des conduits d'aspiration placés sous le parquet. Le volume des voies d'entrée pour l'air neuf , et des voies de sortie pour l'air altéré, doit être calculé d'après la quantité d'air à introduire dans un temps donné. La surface de section du tuyau d'évacuation sera équivalente à la somme des surfaces de section des tuyaux d'entrée ; le trajet de tous les tuyaux afférents et efférents doit être aussi court que possible. De simples ventouses , suffisamment multipliées, aident à compenser d'une manière efficace le défaut de capacité des chambres. En les mettant en communication avec des cheminées, sur toute la hauteur des bâtiments, on réalise des effets ventilatoires assez énergiques, en vertu de faibles excès de température de l'air de la cheminée sur celle de l'air extérieur. Les ventouses sont surtout utiles en été, pourvu qu'il n'y ait pas équilibre de température entre l'air extérieur et l'air intérieur (1).

Système Guérard. — Il consiste en un tambour muni d'une ouverture centrale de 60 centimètres de hauteur sur 40 de largeur. Un axe y met en mouvement quatre ailettes en bois, qui font 360 à 380 tours par minute. Ce tambour est mis en communication avec l'intérieur au moyen d'un large conduit en bois ; la machine aspire 40 à 50 mètres cubes d'air par minute ; il ne faut, pour la mettre en mouvement, que la force de 1/10 de cheval. Son prix est de 100 francs.

Système Duvoir. — Ce constructeur a associé la ventilation à son calorifère à circulation d'eau chaude. Des poêles, aux divers étages, sont chauffés par l'eau circulant avec une certaine pression. Chacun de ces poêles est percé à son centre d'un espace cylindrique, vide, dans lequel arrive l'air puisé au dehors par un grand tuyau commun. L'air chauffé par ce moyen remplit les salles, puis il est repris par les ouvertures percées dans les murailles ; et, sous l'influence de l'appel produit par un réservoir d'eau chaude placé au sommet de l'édifice, il s'élève jusque dans les combles, par les conduits pratiqués dans l'épaisseur des murs, et s'échappe par l'orifice de la cheminée d'appel. La chambre qui contient le réservoir d'eau chaude,

(1) M. Levy, *Traité d'hygiène*, t. II, p. 561.

située au haut de l'édifice, se trouve en communication,
par les canaux verticaux placés dans l'épaisseur des murs,
avec les différentes salles dans lesquelles ces divers canaux
débouchent au niveau du sol ; l'air qui est en contact
avec le réservoir supérieur s'échauffe, devient plus léger,
monte et s'échappe dans la cheminée. Il se fait ainsi un
vide partiel, ce vide est comblé par l'air venant des salles,
et qui monte par les canaux d'évacuation. Une partie de
l'air des salles étant ainsi aspirée, doit être nécessairement
remplacée par l'air extérieur. Cet air s'introduit dans les
salles par des canaux placés dans l'épaisseur du parquet,
et qui aboutissent d'un côté à l'extérieur et de l'autre à
un vide qui existe à la partie centrale des poêles, de telle
sorte que cet air ne peut arriver dans les salles qu'après
s'être échauffé au contact des poêles.

Pendant l'été, il faut ventiler les pièces, sans les
chauffer. Pour cela, il suffit de chauffer le réservoir des
combles, ce qui produit un appel ascensionnel de l'air,
et l'on ne chauffe pas les poêles des salles; on ferme, dans
ce but, leur communication avec le réservoir supérieur,
et on ouvre un conduit qui ramène directement à la chaudière l'eau du réservoir supérieur (1).

Système Thomas, Laurens et Grouville. — Il agit
par refoulement de l'air. Une machine à vapeur, placée
dans une cave, à l'extrémité du bâtiment, met en mouvement un ventilateur à force centrifuge. Celui-ci aspire
l'air au sommet d'un clocheton et le pousse dans un grand
tuyau, qui va le porter et le distribuer aux différentes

(1) Grassi, thèse de Paris, 1856 : *Etude sur le chauffage et la ventilation de l'hôpital Lariboisière.*

salles à ventiler. L'air poussé par le ventilateur dans le grand tuyau porte-vent se divise en ramifications et se rend aux salles qu'il doit ventiler ; mais, avant de se mélanger à l'atmosphère environnante, il parcourt un conduit situé sur la ligne médiane et s'échauffe au contact des tuyaux de vapeur et de retour d'eau. Il traverse ensuite les poêles auxquels il prend encore de la chaleur. L'air sortant des poêles monte à la partie supérieure de la classe, s'étend en nappe et descend ensuite, poussé par de nouvelles couches qui le suivent et le remplacent. Arrivé ensuite à la partie inférieure, il s'engage dans les conduits d'évacuation qui règnent dans les murs latéraux, et, suivant un conducteur commun, se rendent tous à une vaste cheminée placée à la partie supérieure des combles, d'où il s'échappe au dehors.

Voilà, succinctement énoncés, les principaux systèmes de ventilation que l'on pourrait employer dans nos salles d'asile ; mais je le répète, les enfants restent peu d'heures en classe, et l'air en est renouvelé dès qu'ils la quittent. Aussi peut-on, jusqu'à nouvel ordre, s'en tenir au moyen que j'ai cité au commencement de ce chapitre.

CHAPITRE IV.

LIEUX D'AISANCES.

« Il n'est guère, dit le Dr Brochin (1), de cause plus grave d'insalubrité, qu'un seul cabinet d'aisances, mal tenu et mal ventilé ; il suffit pour infecter une maison tout entière. » Ces quelques lignes, expression de la vérité et résultat d'observations faites en inspectant les logements insalubres de Paris, nous démontrent quel intérêt nous devons attacher à l'établissement irréprochable des lieux d'aisances.

Dans ce qu'on peut appeler l'hygiène intrinsèque des cabinets ou lieux d'aisances, nous étudierons successivement l'emplacement, l'espace, le sol, les murs, les sièges et les appareils inodores, l'éclairage, l'aération et la ventilation.

Emplacement. — Je ne décrirai pas ici en détail le mode de construction des fosses : qu'elles soient mobiles ou à demeure, cette description m'entraînerait hors du sujet que je traite, je dirai cependant qu'il est nécessaire que ces fosses soient cimentées, spacieuses et ne permettent aucune infiltration avec le voisinage. A Montpellier, et dans le cas spécial, on n'a pas à redouter ces inconvénients à un si haut degré, car les matières se déversent directement

---

(1) Dr Brochin : *Logements*, Dictionnaire encyclopédique, t. III, 2e série, p. 547.

dans les égouts et sont rapidement emportées dans l'égout collecteur, par la pente du terrain, par les eaux ménagères, pluviales et d'arrosage qui se déversent dans ces mêmes égouts ; dans le cas de fosses à demeure, je dirai, en parlant de la ventilation, par quel moyen on peut empêcher les émanations de se produire.

Il faut, autant que possible, que les lieux d'aisances soient éloignés de la salle de classe ; mais ils ne doivent pas être non plus hors de portée. On le voit, déjà surgit la difficulté du voisinage ou de l'éloignement : trop rapprochés, on a à redouter d'abord l'odeur, qui n'est rien moins qu'agréable, mais surtout l'infection de l'air, qui peut amener des accidents plus ou moins graves, tels que des diarrhées et même la fièvre typhoïde. « Il existe des maisons pour lesquelles le poison typhoïde accuse une prédilection, considérée un peu légèrement, comme une bizarrerie, et dont on se rendrait compte si l'on faisait une enquête soigneuse des conditions de salubrité et de tenue de la maison : l'état des caves, des éviers, *des lieux d'aisances*, etc. (1) » Trop éloignés, la surveillance devient difficile (2). Autant que possible, il faut que les latrines soient séparées du bâtiment de l'asile, c'est-à-dire qu'elles ne soient pas placées, ainsi que cela existe trop souvent, à côté même de la classe, et séparées d'elle par une double porte : on y gagne pour la surveillance, il est vrai, mais on y perd pour la salubrité.

(1) Fonssagrives, *loc. cit.*, p. 450.
(2) La question de la surveillance doit être surtout ici envisagée au point de vue des accidents, chutes, etc., que pourraient éprouver les enfants : leur jeune âge les met encore à l'abri des habitudes vicieuses ou du mauvais exemple !

Je trouve, au contraire, que leur installation dans la cour, au nord par exemple, réunit de bien meilleures conditions : aération, ventilation, etc.

Quel que soit le nombre des enfants qui fréquentent l'asile, il doit toujours y avoir au moins quatre latrines : deux pour les filles, deux pour les garçons, et de plus une latrine particulière pour le personnel enseignant ; ces divers cabinets seront placés les uns à côté des autres, et devront avoir un accès facile.

L'espace présenté par chaque cabinet doit être suffisant pour permettre l'installation des sièges (si l'on en place) dans les conditions les plus favorables au maintien de leur propreté ; il ne saurait avoir, quelles que soient les exigences du local, des dimensions moindres que 1 mètre 20 de long, sur 0,85 de large et 2 mètres 60 de haut.

Faut-il des sièges ou non ?

Pour les maisons particulières, où les soins de propreté sont plus facilement observés, où un nombre relativement restreint de visiteurs se rend aux cabinets d'aisances, on préfère, à juste titre, les sièges avec les cuvettes à soupape, à irrigation continue ou intermittente, etc. Ces sièges sont en chêne ciré et munis d'un tampon, etc.; mais pour les cabinets publics, et spécialement pour les écoles et les asiles, tous endroits dans lesquels se rendent un grand nombre de personnes peu soucieuses de la propreté, on a dû supprimer les sièges, qui devenaient un objet de répugnante malpropreté et un foyer d'infection.

Je donne en principe la préférence aux cabinets que l'on pourra facilement entretenir dans un parfait état de propreté, et les lieux dits *à la turque* me paraissent réunir ces conditions.

Dans ces lieux, la lunette ou ouverture est au ras du sol, l'enfant se tient accroupi au-dessus au moyen de poignées de fer placées à droite et à gauche. Cette position est la plus naturelle : l'abdomen, comprimé par les cuisses, rend inutiles les grands efforts des muscles de cette région, les anneaux inguinaux sont pressés et la production des hernies est ainsi empêchée. Le sol imperméable doit avoir une inclinaison suffisante du côté de la fosse, de façon à conduire les eaux à la lunette par un canal débouchant au-dessous de la valve. L'imperméabilité du sol s'obtient, soit au moyen d'un dallage en pierres jointoyées et cimentées, soit par un béton recouvert d'une chape en ciment, soit par le moyen d'un terrasson en asphalte, en plomb, en zinc, etc.

D'après M. Péclet, la disposition des cabinets la plus convenable consiste à recouvrir le sol et les murs jusqu'à 30 ou 40 centimètres d'une plaque en plomb inclinée vers l'orifice central, en avant duquel se trouvent deux patins en fonte à surface rayée, destinés à recevoir les pieds ; l'ardoise ou la fonte émaillée peut remplir le même office.

Les murs à l'intérieur devront être toujours revêtus d'un enduit lissé dans toute leur hauteur ; dans tous les cas, le bas doit être enduit en ciment, si ces murs sont en maçonnerie ordinaire ou jointoyés en même matière, s'ils sont en pierre, sur une hauteur de 0.50 centimètres au-dessus du sol.

On comprendra combien il sera facile de rendre propres des lieux construits d'après ces indications : un arrosoir d'eau suffira pour les nettoyer complètement.

Dans les lieux dont nous préconisons l'usage, il y a cependant une lacune que je voudrais voir combler : c'est l'absence d'un système qui ferme complètement, absolument le tuyau de chute ; rien ne serait plus facile que d'y adapter, par exemple, l'appareil Rogier-Mothès, appareil des plus simples, qui ne nécessite aucun mécanisme et qui fonctionne automatiquement. C'est le système à bascule ; l'appareil se trouve au bas du tuyau de chute, de manière à fonctionner dans le vide de la fosse. Il se compose d'une plaque de fonte, à surface supérieure légèrement concave, retenue par une charnière à une de ses extrémités, et portant un contre-poids de plomb en arrière de cette charnière ; ces soupapes sont établies de façon à ce que le moindre poids les fasse basculer, le contre-poids referme la soupape quand elle s'est débarrassée de son fardeau.

Voilà le système dans toute sa simplicité. Malgré les avantages que cet appareil présente, on peut lui reprocher comme inconvénient sérieux de ne précipiter les matières dans le tuyau que lorsqu'elles ont un certain poids, et par conséquent de les laisser séjourner dans la valve. De tels inconvénients peuvent être palliés à coup sûr, en adjoignant à cet appareil un *effet d'eau*, en d'autres termes, en lui associant un réservoir d'eau qui se vide dans la cuvette, soit quand l'enfant se place sur la lunette, soit quand la valve s'abaisse, soit à volonté par l'intermédiaire d'une soupape mise en mouvement par un cordon ou par une poignée

Si j'osais proposer un système, que je crois parfait au point de vue de l'irrigation, je préconiserais celui qui a été imaginé par M. Dumnis, à l'hôpital Lariboisière (1). « L'arrivée de l'eau est réglée automatiquement de la

---

(1) *Annales d'hygiène publique*, 1870.

manière suivante : pour s'approcher de la cuvette, il faut monter sur une plaque en fonte placée au-devant et qui s'abaisse de 1 centimètre sous le poids du corps. Cette plaque est cannelée et prévient ainsi tout glissement. Le mouvement d'abaissement que subit cette plaque sous le poids du corps suffit pour déterminer l'ouverture d'un robinet qui projette l'eau dans la cuvette; lorsqu'on se retire, la plaque se relève et l'eau cesse de couler. Il en résulte qu'il n'y a de consommation d'eau que pendant le temps où l'appareil est en service ; à ce moment, l'eau coulant avec force et très-abondamment entraîne les matières, etc., etc. » On m'objectera la cherté de ces appareils et la difficulté d'avoir toujours de l'eau en abondance à sa disposition ; aussi, plus modeste, me bornerai-je à ce que j'ai demandé plus haut : lieux *à la turque*, avec soupape Rogier-Mothès, et lavages répétés avec l'arrosoir.

Je repousse l'établissement des sièges de bois pour les asiles ; en voici la raison : ces sièges sont construits en bois blanc (sapin), qui ne résiste pas longtemps à l'humidité, se laissant trop facilement pénétrer par les liquides ; le chêne serait meilleur, mais son prix élevé en fait éloigner l'emploi. D'autre part, les enfants n'ont pas la précaution de s'asseoir sur le siège, ils *opèrent* à côté ou montent dessus et s'y accroupissent, urinant alors en dehors de la lunette, ou bien, appuyés contre le mur, ils déposent les matières sur le siège lui-même ; ceux qui viennent ensuite, ne voulant pas s'exposer à se salir, continuent à agir de même, et bientôt le siège et ses environs sont inabordables ! A la salle d'asile Saint-Pierre, cet inconvénient existe, et malgré une surveillance de tous les instants, les lieux sont souillés et difficilement tenus propres.

Je l'ai dit plus haut, les cabinets seront vastes et bien aérés, et surtout *bien éclairés* ; on ne saurait trop insister sur ce dernier point : au lieu de jours de souffrance, dont on est trop souvent disposé à se contenter, il est indispensable d'établir de larges fenêtres, plaçant les cabinets et leurs ouvertures en pleine lumière, et cette lumière est ici une mesure hygiénique par excellence. L'obscurité, en effet, en laissant craindre que les sièges ne soient souillés, détermine beaucoup de gens à y monter, ce qui rend impossible ou du moins très-difficile leur entretien dans un état parfait de propreté ; la lumière, au contraire, qui en met en relief la propreté absolue, fait naître chez les enfants, aussi bien que chez les grandes personnes, le respect de cette propreté. Il en sera de même pour des lieux sans siège, s'il n'y a pas un éclairage suffisant. Ces inconvénients n'existent pas pour les lieux qui s'ouvrent directement au dehors, dans la cour : en effet, la lumière arrive largement par les portes, qui sont ici des demi-portes, en ce sens qu'elles ne se continuent ni en haut ni en bas ; elles permettent ainsi de voir l'enfant lorsqu'il est debout ; ces portes se ferment d'elles-mêmes, grâce à un ressort ou par un système spécial de gonds.

Avant de terminer ce qui a rapport aux sièges des lieux, je rapporterai ce qui existe aux États-Unis. Ce système a été proposé dans le « Richson's School builder's Guide ». Voici en quoi il consiste :

Les sièges d'aisances sont tous placés au-dessus d'un petit canal à moitié plein d'eau ; chacun d'eux est muni

d'un entonnoir garni de plaques d'ardoise et plongeant
dans l'eau de 3 centimètres environ. Le canal, à l'une de
ses extrémités, communique au moyen d'une petite écluse
avec un réservoir d'eau ; l'autre extrémité est également
terminée par une écluse. Lorsqu'on veut le nettoyer, on
ferme cette dernière écluse et l'on ouvre l'autre, de façon
à ce que le niveau de l'eau monte jusqu'aux sièges, puis
on ferme l'écluse du réservoir et on ouvre l'autre ; alors
l'eau en s'écoulant entraîne toutes les matières. Ce
système est ingénieux, mais il nécessite d'abord de l'eau
en abondance, et surtout une personne uniquement
affectée au service des cabinets, car je crains bien, qu'entre
les mains des enfants, ce système d'écluse ne devienne
l'occasion de jeux et de perte de temps (1).

Je demanderai encore l'établissement d'urinoirs arrosés
continuellement par la partie supérieure, comme ceux de
nos villes ; il en faut au moins quatre, qui seront placés à
côté des lieux d'aisances.

Ventilation. — Les précautions, les soins de propreté
que nous avons étudiés plus haut, ne suffisent pas si les
lieux ne sont pas au grand air, ou si, y étant, ils se trouvent placés au midi ; et en tout cas, s'ils dégagent des odeurs
nauséabondes, ammoniacales, etc., il faut de toute nécessité établir la ventilation, qui, ici, a pour but de prévenir
l'action aspiratrice du cabinet lui-même sur les gaz de la
fosse ou du tuyau de chute. Le plus souvent, en effet, soit
ainsi que je le disais, par suite de l'exposition du cabinet
au midi par exemple, de sa situation dans le voisinage
d'appartements chauffés où les cheminées déterminent

(1) *Annales d'hygiène*, t. XXI. 1867.

un fort tirage, soit par suite de l'échauffement de l'air qu'il renferme, il se produit dans l'intérieur du cabinet une diminution de pression qui tend à agir par appel sur les gaz contenus dans la fosse ou dans le tuyau éjecteur.

Le système le plus employé consiste en une cheminée d'appel partant de la fosse et allant s'ouvrir au-dessus des toits. Seulement il ne remplit bien le but que l'on veut atteindre qu'avec certaines modifications. Ainsi, il produit souvent l'effet contraire : d'abord les matières, au contact libre de l'atmosphère, fermentent plus rapidement que si elles étaient dans un vase entièrement fermé ; si les soupapes des lieux d'aisances ferment mal, ou s'il n'y en a pas du tout, les cheminées de l'intérieur des autres salles font appel sur le tuyau de descente, qui dans la fosse communique avec le tuyau d'évent. Il en résulte que le tuyau, qui devait avoir un courant ascendant, sert à un courant en sens contraire qui, après avoir balayé les gaz de la fosse, remonte dans les classes. M. V. Ch. Jolly recommande de diriger le tuyau d'évent, même à distance, pour le mettre en contact avec l'une des principales cheminées.

On peut augmenter l'aspiration par un moyen artificiel qui réunit les plus sérieux avantages : en voici la description d'après M. A. Layet (1) : « Lorsque c'est à l'aspiration que l'on a recours, ce qui est plus avantageux, il faut adopter la disposition suivante : entre la tablette du siège et le haut de la cuvette un espace libre est réservé, qui communique avec un petit conduit de ventilation qui va aboutir à une cheminée principale de ventilation où se rendent les conduits correspondant à tous les sièges. Dans chacun

---

(1) *Dictionnaire encyclopédique*, t. III, p. 694.

de ces conduits se trouve placé un bec de gaz , à 1 mètre
50 au-dessus des sièges. L'échauffement produit par la
combustion du gaz détermine un appel par l'ouverture
du siège , en sorte que le courant qui s'établit assainit le
cabinet et entraîne les émanations du tuyau de chute. On
peut, à l'aide d'un vasistas vitré, faire servir le bec de gaz
aspirateur à l'éclairage du cabinet. »

M. Péclet (1) donne les dispositions suivantes , que je
cite pour mémoire , sachant à l'avance qu'on ne pourra les
établir pour nos salles d'asile : « Une cheminée d'appel
doit s'ouvrir à la partie supérieure de la fosse, et s'élever
à une hauteur qui excède celle des toits ; à sa partie inférieure, elle doit renfermer un foyer encaissé latéralement
et dont le cendrier communique à l'intérieur par un tuyau
garni d'un registre qui permet de régler à volonté l'activité de
la combustion. La combustion de 500 grammes de houille
pouvant échauffer 644 mètres cubes d'air à 20 degrés, en
supposant que la hauteur de la cheminée soit de 12 mètres,
la vitesse théorique serait à peu près de 4 mètres, et, en
donnant à la cheminée une section de 25 centimètres , on
évacuerait par heure un volume d'air bien suffisant pour
l'assainissement, car il n'est pas nécessaire de faire passer
par la cheminée un grand volume d'air, mais seulement
de produire un mouvement de l'air de dehors en dedans
de la fosse Le sommet de la cheminée devrait être pourvu
d'un appareil destiné à soustraire le tirage à l'influence des
vents. Des fosses qui se fermeraient hermétiquement
elles-mêmes au moyen d'un petit courant d'eau, dispen-
seraient de ce système de ventilation. »

(1) Péclet, *Traité de la chaleur*, t. III, p. 821.

Je crois qu'en .combinant le système des lieux *à la turque* avec les soupapes Rogier-Mothès et le courant d'eau continu, et établissant surtout les latrines au grand air, on pourra se passer de tous ces appareils à ventilation, d'un prix assez élevé et d'un entretien constant.

Il est nécessaire, et je le vois pratiquer à l'asile que j'inspecte, que les enfants soient toujours accompagnés quand ils vont aux cabinets ; il est de ces soins de propreté sur lesquels je n'ai pas à m'appesantir, mais que tout le monde comprend, et que les enfants ne peuvent recevoir que d'une grande personne.

Un mot sur les désinfectants, avant de terminer ce chapitre. Je l'ai dit plus haut, il faut d'abord laver à grande eau le siège, s'il y en a un, et en tout cas le sol même des lieux, et cela au moins trois fois par jour, dès que les enfants quittent la récréation pour rentrer en classe ; s'il se produit des émanations nauséabondes, il faut agir alors dans la fosse même, en employant les sulfates de fer et de zinc. On a calculé que pour désinfecter une fosse mobile de 1 hectolitre, il suffit de verser au fond du récipient de 2 à 300 grammes de sulfate de fer en poudre et d'en ajouter encore autant quand elle est aux trois quarts pleine.

Pour désinfecter les cuvettes des cabinets, les urinoirs, etc., il est préférable d'employer le sulfate de zinc et de magnésie, qui sont d'une manipulation moins désagréable que le sulfate de fer et qui ne tachent pas en noir, comme lui, les objets qu'ils touchent.

Le chlorure de chaux est aussi très-employé : on en asperge les murs du cabinet ; c'est un moyen très-économique, mais qui a l'inconvénient de faciliter le dégage-

ment de l'ammoniaque. L'eau de chaux, à l'état de disso-
lution concentrée, peut être employée comme eau de
lavage ordinaire ; la chaux éteinte jetée dans la fosse
produit également de bons effets. Nous faisons surtout
usage , en été, de chlorure de chaux étendu à profusion
sur les murs et sur le sol des cabinets.

Un industriel de notre ville a tout récemment composé
une poudre désinfectante, à odeur de goudron, provenant,
sans aucun doute, de manipulations faites sur le charbon
du gaz. Cette poudre, expérimentée d'après les ordres de
M. le Recteur, au Lycée et dans divers établissements ,
a donné d'excellents résultats. Sa composition ne nous
est pas connue.

CHAPITRE V.

MOBILIER SCOLAIRE. — VESTIAIRE. — LIT DE CAMP.

L'ordonnance royale du 24 avril 1838, article 2, paragraphe 2 (1), fixe ainsi qu'il suit ce qui doit composer le mobilier scolaire : « Le mobilier nécessaire aux salles d'asile comprendra les objets ci-après désignés : des champignons ou portemanteaux pour les casquettes, les vestes ou gilets et les tabliers, des baquets ou jattes, des sébiles de bois ou des gobelets d'étain, des éponges et des serviettes, une fontaine, un poêle, deux lits de camp sans rideaux, une pendule, une clochette à main et une cloche suspendue, un sifflet ou un signal pour les divers exercices de l'intérieur, des tableaux, des porte-tableaux et des touches, des ardoises et des crayons, une planche noire sur un chevalet et des crayons blancs, un boulier-compteur ayant dix rangées de dix boules chacune, un ou plusieurs cahiers et porte-feuilles d'images, un cadre ou porte-gravure pour placer l'image qu'on veut exposer aux regards des enfants, une armoire où seront gardés les registres et les tableaux, ainsi que les matériaux et les produits du travail manuel.

» Art 3. — A l'une des extrémités de la salle seront établies plusieurs rangées de gradins, au nombre de cinq au moins, de dix au plus, disposées de manière que tous les

(1) Actes officiels relatifs aux Salles d'asile, volume Ier, *passim*.

enfants puissent y être assis en même temps; il y sera pratiqué deux voies, l'une au milieu, l'autre au pourtour, afin de faciliter le classement et les mouvements des élèves et la circulation des maîtres et de leurs aides.

» Art. 4. — Des bancs fixés au plancher seront placés dans le reste de la salle, avec un espace vide au milieu pour les évolutions ; devant les bancs seront des cercles peints sur le plancher, des porte-tableaux et des touches; autour de la salle seront suspendus des tableaux de numération ou de caractères alphabétiques, et d'autres tableaux représentant les premiers et plus simples éléments de l'instruction primaire. ... »

En parcourant la nomenclature du mobilier des asiles, tel que l'ordonnance de 1838 l'établit (il est d'ailleurs toujours le même), on se convaincra facilement que rien n'a été donné au superflu. Tel qu'il est cependant, il m'a paru conforme aux exigences scolaires; il faut se rappeler que nous avons affaire, dans le cas actuel, à des enfants de 2 à 7 ans, par conséquent à la première enfance, à des enfants qui n'ont pas encore *à écrire*, et par suite chez lesquels nous n'aurons pas à étudier les inconvénients qui peuvent résulter de la forme, de l'éloignement, de la hauteur, de la dimension des tables ou pupitres, qui peuvent donner lieu à des attitudes vicieuses, à des déformations du squelette (lordose, haute épaule), à des troubles de réfraction, d'accommodation (astigmatisme, myopie, etc.), à des maladies spéciales, comme le goître scolaire (1), etc., etc.

Si j'accepte volontiers le peu d'élégance du mobilier

_____

(1) Voir Dr Guillaume, *Hygiène scolaire*, p. 36.

scolaire au profit de sa solidité, je déplore amèrement
l'absence de dossier aux bancs : les bancs sans dossier
sont souvent la cause de ces déviations de la colonne vertébrale dont j'ai dit un mot tout-à-l'heure, les enfants cher-
chant dans les positions affaissées et malsaines du tronc un
soulagement contre la fatigue ; et cela est si vrai, que j'ai
observé le fait suivant à la salle d'asile Saint-Pierre : les
bancs sont, ai-je dit, placés de chaque côté de la classe,
parallèlement à sa longueur ; il y en a deux rangées de
chaque côté ; or, les bancs qui touchent au mur, ont
naturellement celui-ci pour dossier : j'ai fort bien vu les
enfants qui se trouvent sur ce banc s'appuyer le dos au-
dit mur et ne jamais se pencher en avant ni prendre des
positions bizarres, tandis que leurs camarades placés
au banc antérieur s'appuient, soit sur les genoux des
enfants placés derrière eux, soit sur leurs voisins de
droite ou de gauche, soit sur les coudes et les genoux,
etc., etc., en un mot, éprouvent une lassitude marquée ;
et j'ai vu les plus âgés ou les plus sagaces rechercher de
préférence le banc du mur ! Il serait bien facile d'adapter
un dossier à chaque banc. La forme de ce dossier, qui
doit soutenir la région lombaire, n'est pas indifférente. Le
meilleur est, je crois, celui imaginé par M. Ernest Kunze,
conseiller municipal de Chemnitz en Saxe. Ce constructeur
a imaginé un dossier vertical partant du bord postérieur
du banc sur lequel est assis l'enfant ; ce dossier présente
à sa partie moyenne un renflement destiné à soutenir les
reins, et comme hauteur, le bord supérieur du dossier
ne dépasse pas le dessous des omoplates.

MM. Fahrner et Guillaume ont fait pratiquer, au niveau
du bord supérieur du dossier, deux concavités correspon-

dant aux omoplates. Ce système est *classique* en Allemagne, en Autriche, en Hongrie et en Suisse : je serais très-heureux si je pouvais le faire adopter en France... ou au moins dans nos asiles.

J'en arrive à parler du vestiaire : puisque nous trouvons dans l'article 2 « du mobilier », que des portemanteaux et des champignons seront placés pour soutenir les effets des enfants ; l'hygiène a encore à faire intervenir son rôle tutélaire. Ce n'est pas, en effet, une chose indifférente que le choix du vestiaire : il faut, de toute nécessité, que la pièce soit vaste, bien aérée, et que chaque enfant ait son portemanteau spécial, sans surcharger le même de deux ou trois vêtements. Quel que soit le temps qu'il fasse, les fenêtres du vestiaire doivent rester au moins entr'ouvertes, et je considère comme très-malsain l'usage trop répandu de placer les vêtements, s'ils sont humides, près ou à l'entour du poêle de la classe pour les faire sécher. Le docteur Guillaume signale ce fait comme cause de miasmes. « Dans beaucoup d'écoles, dit-il, j'ai vu, en hiver, les habits des élèves entassés sur ma table, ou sur la tablette humide des fenêtres, ou sur le calorifère, parce qu'il n'y avait pas de crochets ou de chevilles pour les suspendre ; une odeur nauséabonde s'échappait de ce tas d'habits, et ils empêchaient, lorsqu'ils étaient sur ou près du poêle, la chaleur de se répandre librement dans la salle (1). »

Pour réunir les meilleures conditions, le vestiaire devra être situé à une des extrémités du préau couvert, s'ouvrant sur ce préau par une large porte vitrée, à portée par conséquent de la classe, et de l'autre regardant l'exté-

(1) *Loc. cit.*, page 32.

rieur à l'aide de larges et hautes fenêtres. Les paniers dans lesquels les enfants apportent leur dîner, seront placés sur une tablette parallèle aux portemanteaux, de façon que chaque enfant, à son arrivée, suspende son manteau, sa blouse, etc., au-dessus de son petit panier, et qu'il n'y ait aucune confusion au moment de la sortie. Le vestiaire de la salle d'asile Saint-Pierre était trop petit, mal aéré; aussi a-t-on, avant mon arrivée à l'asile, fait placer les porte manteaux tout le long des murs du préau. Je préférerais certainement un vestiaire spécial, mais tel qu'il existe, il répond aux besoins, et l'aération en est parfaite; les enfants déposent seulement leurs paniers dans l'ancien vestiaire, parce que le dépôt de ces objets pourrait vicier l'air par les émanations qui s'exhalent des provisions.

J'ai également parlé du lit de camp ou de repos, pour les petits enfants que le sommeil peut prendre pendant le cours de la journée; il se compose de deux plans inclinés, avec un rebord à chacun de ses côtés, pour éviter les chutes ou les glissades; il ne supporte aucun matelas, et les enfants y dorment sans rideaux, ni couvertures. Ce lit de camp a des roulettes, et peut être mobilisé; on le laisse ordinairement dans l'angle le plus sombre de la classe; je blâme cet usage, les angles étant toujours les réceptacles des miasmes des appartements : il faut le placer, au contraire, sinon au milieu, au moins dans la longueur d'un des murs de la classe, mais sans l'accoter à ce mur. Je demanderai aussi qu'une couverture légère en laine soit allouée à ce lit de camp, pour recouvrir les enfants; on sait, en effet, que pendant le sommeil la température du corps s'abaisse, et qu'il est très-facile de contracter alors des rhumes ou des affections catarrhales.

CHAPITRE VI.

HYGIÈNE DES ENFANTS A L'ASILE. — SOINS DE PROPRETÉ. — BAINS. — VÊTEMENTS, etc.

« Nul enfant ne pourra être admis à l'asile s'il n'est dûment constaté , par le médecin de l'asile ou un de ses confrères, qu'il a eu la petit-evérole ou qu'il a été vacciné ; il en sera de même pour tout enfant atteint de maladie contagieuse » (article 2 de la délibération du Conseil de l'Instruction publique du 1er mars 1842).

Cette règle est toujours suivie ; les parents savent fort bien que leurs enfants ne sont admis aux asiles que sur la présentation d'un certificat de vaccine délivré par un docteur ; la directrice de l'asile a, d'ailleurs, le devoir de réclamer ce certificat et de présenter le nouvel entrant au médecin de l'établissement, qui constate lui-même la présence de traces de la variole ou de celles de la vaccine.

Les enfants arrivent à l'asile le matin à 7 heures en été, à 8 heures en hiver ; il est presque impossible d'obtenir qu'on les amène à l'heure fixe : il faut donc se soumettre à la nécessité et les recevoir quand ils viennent, en exhortant continuellement les parents à les envoyer plus matin et en leur donnant, par exemple, celle de 10 heures, heure à laquelle a lieu la rentrée en classe ; passé ce délai, la porte de l'asile est impitoyablement fermée jusqu'à 4 heures du soir. Il faut habituer les enfants à l'ordre, et par contre-coup leurs parents à l'exactitude.

Beaucoup, la presque totalité des enfants dînent à l'asile ; ils apportent leur nourriture dans un petit panier. Il est du devoir des personnes chargées de la *surveillance* d'examiner s'il est suffisamment garni (il l'est ordinairement trop). Elles doivent aussi jeter un coup d'œil sur l'état de propreté des enfants ; il faut examiner les mains, la figure, les vêtements, et s'il y a quelques reproches à faire, elles ne doivent pas les épargner, afin que les soins de propreté de la part des parents soient regardés comme une condition indispensable à l'admission de leurs enfants. Je reviendrai, d'ailleurs, plus longuement sur cette question de la propreté.

Les enfants restent en récréation jusqu'à 10 heures, laps de temps assez long pour permettre aux retardataires d'arriver ; on surveille encore leurs jeux, empêchant les rixes, prévenant les accidents et reprenant en un mot tout ce qui est mal. La plus grande mansuétude doit présider à cette surveillance, et par elle, plutôt que par la menace ou les châtiments, on doit arriver à obtenir des enfants tout ce que l'on veut ; il est bon qu'à 9 h. 1/2 la surveillante engage les enfants à se rendre aux latrines, afin d'éviter les va-et-vient qui dérangent pendant la classe ; on arrive assez facilement à les *régler* sous ce rapport, au grand bénéfice de l'ordre et de leur santé.

Une fois dans l'asile, les enfants y restent jusqu'à la fin de la journée, 6 heures en été, 5 heures en hiver, heures auxquelles les parents viennent les reprendre.

Des préparatifs pour entrer en classe, et de l'entrée en classe. — Mme Veyssière, directrice de l'asile Saint-Pierre, à l'intelligence et à la sollicitude de laquelle je suis heureux de rendre un public hommage, a bien voulu me dicter la partie technique, pour ce qui regarde la classe : « Il est 10 heures : la porte d'entrée de l'asile se ferme pour ne plus s'ouvrir aux parents qu'après 4 heures du soir. Au premier coup de cloche, les enfants font silence et se placent sur deux files ; les garçons dans un rang et les filles dans l'autre. Les enfants étant disposés dans le préau pour l'entrée en classe, et toute précaution prise (c'est-à-dire besoins naturels satisfaits), on commence les évolutions et exercices (1), qui doivent durer jusqu'à midi, heure de la sortie de la classe, pour revenir dans le préau couvert, où ont été disposés à l'avance les paniers des enfants, de manière à ce qu'en défilant en bon ordre, marchant au pas et chantant, chacun d'eux puisse prendre lui-même son panier. Cette évolution se prolonge jusqu'au moment où l'on s'aperçoit que tous les paniers sont pris ; alors, au signal donné, les enfants font halte ; un nouveau signal les fait asseoir, les frères et sœurs se réunissent, et le repas se prend par les soins et sous les yeux des maîtres. Le repas terminé, on fait remettre chaque panier en place, on donne à boire à tous les enfants, et on les laisse en récréation, les surveillant et dirigeant toujours

» Les préparatifs de la deuxième entrée en classe (2 heures après midi), se font comme le matin, avec cette

(1) Jeux gymnastiques de Mme. Pape-Carpentier ; leçons de choses (explication des objets usuels, de leur fabrication, utilité, etc., lecture générale, etc., etc.).

différence seulement, qu'à mesure que les enfants reviennent des cabinets d'aisances dans le préau, on leur lave
la figure et les mains. A 4 heures, les enfants sortent
de la classe et prennent leur panier comme le matin,
la porte de l'asile s'ouvre aux parents pour la remise des
enfants ; ceux qui restent goûtent et s'amusent jusqu'au
moment de leur départ. »

J'ai relaté, aussi fidèlement que possible, ce qui se pratique pour les enfants dans nos asiles, depuis leur rentrée
jusqu'à leur sortie ; les règles d'hygiène y sont assez bien
observées, mais pas encore au gré de mes désirs. Je vais
exposer maintenant ce que je voudrais voir s'y pratiquer.

A leur arrivée, les enfants seraient reçus par les
directrices et chaque enfant serait lavé à l'eau tiède (figure
et mains), essuyé convenablement ; mais en été, on
revêtirait les garçons d'une blouse noire ou de couleur
foncée, en lustrine (1) ; cette blouse, avec une poche
latérale pour le mouchoir, se boutonnerait derrière le
dos et descendrait environ jusqu'à mi-jambe ; les petites
filles auraient un tablier de même étoffe, avec poche
disposée comme celle des garçons, et se boutonnant de
même ; une fois lavés et habillés, les enfants prendraient part aux jeux, comme il a été dit plus haut.
Le lavage aurait lieu pour tous les enfants, indistinctement, alors même qu'ils paraîtraient propres, et

_____

(1) En hiver, les enfants arrivent revêtus ordinairement d'un pardessus ou d'un vêtement plus chaud, que l'on enlève à volonté ; il
serait prudent alors de leur laisser ce vêtement pendant la récréation,
et de ne mettre la blouse qu'après l'entrée en classe, bien entendu,
après avoir ôté le pardessus. En été, la blouse ou le tablier seraient
mis immédiatement.

malgré les observations souvent malséantes des personnes qui les accompagnent. Autrefois, paraît-il, les enfants recevaient ces soins et étaient pourvus de tabliers; pourquoi cet usage si pratique est-il tombé en désuétude? J'en réclame à bref délai le rétablissement. Certes, on ne m'objectera pas que cette mesure d'hygiène soit coûteuse ou impraticable; un poêlon ou marmite de métal, sur le fourneau de la cuisine, une bassine d'eau froide et quelques serviettes ou essuie-mains suffiraient largement.

Les tabliers et blouses seraient la propriété de l'asile; le blanchissage, qui aurait lieu tous les huit ou douze jours, serait aussi à sa charge; ici encore la dépense serait faible, et je ne doute pas, qu'en en faisant la demande, le Conseil municipal n'accordât une subvention spéciale pour cela; on pourrait, si cette subvention était refusée ou trop minime, obtenir des parents qu'ils lavent eux-mêmes ces tabliers ou blouses: je ne crains pas d'affirmer qu'aucun d'eux, heureux de reconnaître le bien que l'on fait à leurs enfants, n'oserait refuser ce léger tribut à l'asile. Pour moi, là n'est pas la difficulté; aussi n'est-ce qu'avec hésitation que je vais aborder la question des bains généraux. La propreté est une des principales causes de la bonne santé; quelle que soit la position d'une famille, les enfants devraient toujours être tenus propres, non-seulement de la figure, mais aussi du corps; et combien de fois ne m'est-il pas arrivé de recevoir l'aveu que des enfants de 5 ans, de 7 ans même, n'avaient *jamais* pris de bains! On a à lutter à la fois ici contre la pauvreté, la négligence et, le croirait-on, les préjugés populaires : baigner un enfant! mais ce serait reconnaître qu'il est sale..., et l'on trouve ainsi partout l'amour-propre mal placé.

J'emprunte au *Bulletin de l'Instruction primaire* (1) les lignes suivantes, relativement à l'usage de la balnéation:

« En 1854, M. de Cormenin a fondé, à Paris, une œuvre destinée à faciliter l'usage des bains et des ablutions d'eau chaude aux enfants pauvres de la ville. Comme nous pensons que cette œuvre intéresse au plus haut point le bien-être et la santé des enfants, que la connaissance de la manière dont elle s'est constituée et dont elle fonctionne peut suggérer, dans d'autres villes, la pensée de répandre parmi les populations les habitudes de propreté et d'hygiène, nous allons analyser le rapport adressé par M. de Cormenin au préfet de la Seine, sur la marche et les travaux de la société pendant l'année 1854.

» Deux années auparavant, M. de Cormenin avait eu l'idée de faire donner des bains et des ablutions d'eau chaude à un certain nombre d'enfants pauvres. Il réussit et, avec l'approbation du préfet de la Seine, fonda dans chaque arrondissement de Paris une association destinée à distribuer des cartes de bains à prix réduit, soit aux enfants des *salles d'asile*, soit aux enfants des deux sexes des écoles communales. Le conseil municipal alloua immédiatement à l'œuvre un crédit de 12,000 francs...

» Dans les *salles d'asile*, dit le rapport, les enfants peuvent être baignés, suivant qu'il convient aux directrices et aux parents, soit dans des piscines communes, soit dans des baignoires isolées. Les piscines communes peuvent contenir 12 enfants à la fois, elles sont établies

(1) Bulletin de l'Instruction primaire, 2ᵉ année, 1865, t. III, p. 104.

de manière à ce que l'eau s'y renouvelle. Cette eau est blanchie avec du sous-carbonate de soude, qui a la propriété de nettoyer et de fortifier ; on n'admet dans les baignoires que les enfants parfaitement sains. Ils y restent 12 à 15 minutes, puis on les lave et on les éponge avec une eau à part, on les essuie, on les rhabille.

» Pour les bains séparés, on place à côté les unes des autres douze petites baignoires. La société a aussi fait construire de grandes baignoires divisées chacune en 12 petits compartiments séparés. Pour les enfants des salles d'asile, les bains sont pris dans l'établissement même. La société fournit les éponges et le linge. On ne saurait dire, observe le rapporteur, la joie et le bien-être que font éprouver les bains d'eau chaude à tous ces pauvres enfants des asiles et des écoles, dont un bon nombre nous avouaient qu'ils ne s'étaient jamais baignés de leur vie ! »

Les dépenses occasionnées par ce service comprennent les frais d'établissement de baignoires et de piscines, dont nous avons parlé ; l'acquisition d'éponges et de linge pour essuyer le corps, le prix de l'eau chaude transportée dans les asiles, et enfin la rétribution modique accordée aux servantes d'asile et aux personnes chargées de la surveillance des bains. En 1867, M. de Cormenin, dans son rapport annuel au préfet de la Seine, dit que « pendant le courant de l'été de 1866, malgré les pluies persistantes et le choléra, il a été distribué 38,036 bains aux enfants ; on alloua cette année-là une somme de 10,000 francs à l'œuvre des bains de Paris. »

Je ne réclame pas, et pour cause, une installation aussi luxueuse que celle obtenue par M. de Cormenin, mais je voudrais au moins quatre baignoires et tout ce que

comporte l'usage des bains (savon, éponges, linge, etc.).
Une fois par mois, à tour de rôle, les enfants seraient baignés
et lavés avec soin; ce jour-là, une partie de la récréation ou
de la classe serait consacrée à ce soin d'hygiène. Je sais qu'il
faudrait un plus nombreux personnel ; mais ce personnel
serait requis ce jour-là seulement : deux domestiques
femmes feraient l'office, et recevraient une indemnité basée
sur le temps passé à l'asile. Il faut encore une installation
spéciale, un cabinet de bains ; mais il est facile de
sacrifier une des chambres du rez-de-chaussée à cet
usage ; les baignoires tiendraient peu de place, et le local
pourrait être utilisé comme séchoir ou décharge. Dans
cette pièce serait encore le fourneau servant à alimenter
une chaudière d'une capacité d'un hectolitre environ :
cette eau, portée à l'ébullition, serait déversée dans les
baignoires à l'aide d'une manche de métal ou de toile
imperméable et suffirait largement à échauffer l'eau froide
préalablement versée dans les baignoires. Je soumets cette
idée, ce projet aux gens compétents, en exprimant le vœu
de les voir se réaliser un jour.

Vêtements. — Loin de moi la prétention de réglementer
ici l'élégance des vêtements ; toutes les fois qu'ils sont
propres, et qu'ils ne gênent pas les mouvements, ils
remplissent les conditions que je réclame. Le médecin
doit cependant porter son attention sur cette partie de
l'hygiène : il est fort rare que l'on ait à se plaindre de leur
insuffisance, les enfants sont toujours trop couverts ; à
les voir arriver, en hiver, à l'asile, empaquetés, roulés,
sanglés dans des schals ou des tricots de laine, on
pourrait se croire transporté en Russie ou en Groenland !
Et voici le danger : les parents découvrent les enfants, leur

enlèvent tout cet attirail , pour ne les laisser alors qu'avec leur pardessus ou leur blouse ; d'où des bronchites et parfois pis encore.

Il est fort difficile de leur faire comprendre que c'est là une précaution inutile , le pardessus ou la robe de laine suffisent largement ; j'accorde , à la rigueur , le cache-nez enroulé autour du cou , mais je suis très-heureux si les parents se contentent du classique foulard attaché *à la paysanne* derrière le dos , et croisant sur la poitrine

Les enfants , une fois arrivés à l'asile , si le temps est beau , courent , jouent entre eux , et luttent ainsi avec avantage contre l'abaissement de la température ; s'ils sont dans le préau couvert , à plus forte raison doivent-ils déposer tout vêtement trop lourd.

La propreté du linge regarde plus spécialement la directrice , qui , avec tous les ménagements possibles , avertit les parents , dans le cas où elle en constate la saleté ou l'absence ; il suffit ordinairement d'un rappel à l'ordre , pour obtenir que tout soit en règle. Il faut empêcher que les enfants s'habituent à porter de la laine sur la peau : c'est une mauvaise habitude. A cet âge , la peau s'irrite facilement ; elle a , de plus, besoin d'être en contact avec des tissus *secs*, comme la toile , de préférence au coton et surtout à la laine.

J'exige, depuis que je suis médecin d'asile, que chaque enfant ait son *mouchoir de poche* ; s'il ne sait pas se moucher , ce service lui est rendu par les moniteurs ou par les maîtresses ; il est facile de comprendre que la promiscuité du mouchoir peut engendrer des affections contagieuses de la peau (impetigo , dartres, etc.). J'ai d'ailleurs obtenu des parents , même des plus pauvres , que chaque enfant soit muni de cet utile carré de linge.

Parlerai-je de la chaussure ? Des sabots ou des galoches sont, à mes yeux, bien préférables à de mauvais souliers, à semelles usées ou empeignes bâillant, et servant à pomper l'humidité ou la boue des chemins. Voilà pour l'hiver ; en été, des chaussures légères, des espardilles recouvertes de toile, à semelle de corde ou de cuir, suffiront toujours

Hygiène de la tête. — J'ai réservé ce petit alinéa pour la fin. On ne se douterait pas que c'est la pierre d'achoppement de tout l'édifice, et que j'ai vu des parents retirer leurs enfants des asiles, plutôt que de consentir à laisser tomber sous les ciseaux du barbier une chevelure, fort belle peut-être. mais toujours mal entretenue. Voyaient-ils dans ce fait un acte de déchéance morale, comme nos anciens rois chevelus ? Je veux bien croire que non. Avant moi, le Dr Cerise (1) avait reconnu l'importance de cette mesure, qui consiste à faire couper les cheveux des enfants, au printemps et en été surtout. « Quant à la propreté de la tête, la nécessité en est reconnue par tout le monde. Il est important que les fonctions de la peau ne soient pas empêchées par un enduit crasseux, qui est dû soit à une sécrétion particulière qui se fait dans la peau et qui tend à se coller en se desséchant à sa surface, soit aux vêtements, à leur couleur, soit à la poussière qui se glisse sous la robe des enfants. Cet enduit crasseux est surtout fréquent sur la peau de la tête. Les cheveux la protègent et empêchent l'évaporation et en écartent le contact bienfaisant de l'air. Il importe donc

(1) Dr Cerise, *loc. cit.*, p. 71.

que les cheveux soient tenus très-courts chez les petits garçons (et chez beaucoup de filles aussi). Les parents se montrent très-récalcitrants à cet égard, mais l'expérience nous a prouvé que, tôt ou tard, ils finissent par céder aux observations qu'on leur fait, surtout lorsque, en venant retirer leurs enfants de l'asile, ils ont pu remarquer parmi leurs camarades des figures heureuses et fraîches sous des cheveux très-courts.... Si toutefois on se sent disposé à épargner quelques chevelures remarquables, qu'on autorise ces exceptions pour les petites filles, surtout à la condition que la tête qui en est parée soit propre et soigneusement tenue : à cette condition seulement on peut tolérer une longue chevelure..... »

Je me range à l'avis du savant Dr Cerise, au sujet de la conservation de quelques chevelures chez les petites filles ; mais à l'apparition de la moindre trace de parasites, je fais impitoyablement tomber les cheveux. J'ai d'ailleurs trouvé un excellent moyen pour obtenir la propreté du cuir chevelu et des cheveux : quand on me signale ou si je constate la présence de lentes ou de poux sur une tête, je fais refuser l'entrée de l'asile, jusqu'à ce que les cheveux soient débarrassés des parasites ou de leurs produits ; bien peu de parents résistent à ce moyen héroïque.

Il est bien entendu que les enfants ne doivent *jamais* garder leurs chapeaux, toques ou bérets sur la tête ; pendant les classes ils les déposent aux champignons en même temps que leurs vêtements et les reprennent à la sortie : il y a là double but atteint, hygiène et civilité.

CHAPITRE VII.

VISITE DU MÉDECIN. — MÉDICAMENTS A ADMINISTRER DANS L'ASILE.

Chaque salle d'asile doit être surveillée par un médecin, lorsqu'elle ne réunit pas plus de cent cinquante enfants ; mais si ce nombre était doublé ou seulement porté à deux cents , je considère qu'il faudrait deux médecins. Les anciens règlements pensent qu'une visite par mois peut suffire, ayant surtout pour but l'inscription des enfants; je crois, au contraire, qu'il doit y avoir deux sortes de visites, la petite visite tous les huit jours, et la grande visite tous les quinze jours (depuis ma nomination à l'asile, je mets en pratique ce que j'énonce).

La *petite visite* doit être faite tous les samedis (1), à 10 heures du matin, par exemple ; elle a pour but de se faire présenter les nouveaux reçus à l'asile. A cet effet , le médecin se fait donner le registre à inscriptions , et y marque les nom , prénoms , âge , sexe , domicile , parenté de l'enfant ; il examine *avec soin* s'il a été vacciné ou porte des traces de la variole ; se rend facilement compte de l'état général de sa santé , et s'il constate l'absence de vaccination ou une maladie contagieuse, comme la gale, par exemple , ou bien encore , ainsi que je l'ai dit plus haut , la présence de parasites , il refuse de le recevoir , jusqu'à ce qu'il ait été vacciné , guéri ou

(1) Je préfère ce jour à tout autre , parce que j'ai remarqué que les lundis ou jeudis, les enfants étaient moins nombreux à l'asile qu'à la fin de la semaine.

débarrassé de ces parasites. Cette petite visite ne portant que sur un nombre limité d'enfants, est ordinairement de courte durée : c'est, à proprement parler, de la comptabilité de l'asile que s'y occupe le médecin, chaque enfant étant inscrit sous un numéro d'ordre.

La *grande visite*, celle dans laquelle le médecin s'occupe réellement de l'examen spécial de chaque enfant, doit avoir lieu, je l'ai dit, tous les quinze jours, un samedi. comme pour la petite visite ; de midi à 2 heures ou de 3 à 4 les enfants finissent leur repas et sont en récréation, ce sont les moments qui me paraissait les plus propices.

Avant de commencer la visite des enfants, il est bon que le médecin fasse celle des locaux, et ne néglige aucun détail : il devra s'enquérir auprès des directeurs ou directrices de ce qu'il pourrait être survenu de nouveau depuis sa dernière visite (accidents, maladies subites, admissions, renvois, etc.); il examinera si la température de la salle de classe n'est pas trop élevée (12 à 15 degrés centigrades en hiver) ; si la ventilation est exactement faite ; si la classe, le préau, les cours sont tenus propres et balayés; si les lieux d'aisances *(de minimis curat prætor)* sont dans une absolue propreté, et j'ai insisté assez sur ce sujet pour n'y point revenir. Il faut aussi qu'il se rende bien compte de l'état d'humidité ou de sècheresse du sol du préau et de la classe : j'ai dit, dans un des précédents chapitres, que j'avais obtenu la guérison d'états catarrhaux et bronchiques, d'ophthalmies, d'impetigo des fosses nasales, etc., grâce au parquetage de la classe et du préau (1877); depuis cette époque, je n'ai eu que très-peu de cas analogues. On comprendra facilement que l'humidité dans laquelle vivaient les enfants engendrât ces états morbides : merci à ceux qui , tenant compte de mes doléances , ont bien voulu faire établir cette importante réparation (1).

La visite des locaux terminée, commence celle des enfants : chacun d'eux est appelé à tour de rôle , on commencera par l'un ou l'autre sexe , mais jamais ils ne doivent être mêlés.

L'enfant se placera debout devant le médecin , tourné du côté de la lumière, et celui-ci examinera d'abord si les vêtements sont convenables ou s'ils ne le sont pas. Il fera part de ses observations au directeur ou à la directrice , afin qu'ils fassent faire, par les parents, quelques sacrifices à cet égard. Au cas où enfant souffre évidemment pour une cause de cette nature (insuffisance du costume , absence de bas , etc.), ou si un changement dans une partie de l'habillement lui semble nécessaire , les recommandations doivent être vives , pressantes , et souvent renouvelées ; on arrive toujours à obtenir ce que l'on veut, grâce à la persistance.

La propreté des enfants doit exercer aussi toute sa sollicitude : il regardera les mains, la figure, le cou, et au besoin il fera déshabiller un enfant, pour s'assurer de la propreté du corps. On sait combien de maladies de la peau ont leur origine dans la malpropreté (impetigo, eczema, érithèmes de toute sorte, intertrigo, etc.). Ce serait alors le cas de prescrire ces bains entiers dont j'ai plus haut réclamé la création. S'il croit remarquer de la déviation dans la taille de l'enfant, si une de ses

(1) C'est au Conseil municipal et à M. Galzin, alors inspecteur des écoles primaires, que doit s'adresser le tribut de notre juste reconnaissance.

épaules est plus élevée que l'autre, il le fera également déshabiller pour reconnaître à quelle cause elle est due. Soignées à temps, par l'usage de corsets orthopédiques, on remédie très-heureusement aux déformations de la taille (scoliose, syphose, lordose, haute épaule ; — nous revien- sur ce sujet au chapitre *Gymnase*).

Chez les petites filles, il est très-utile de recommander aux parents la propreté des organes génitaux (lotions quotidiennes). Le prurit vulvaire engendré par la mal- propreté, le mucus, etc., peut être la cause déterminante d'habitudes vicieuses (masturbation), et si on signale au médecin que tel enfant porte la main à la vulve, il doit examiner cet organe : il trouvera dans sa malpropreté la cause des démangeaisons. Les yeux, les oreilles, la bouche doivent être examinés avec un soin particulier : pour les yeux, il est bon que le médecin s'assure du degré d'acuité de la vision, il reconnaîtra souvent de la myopie, de l'astigmatisme, du strabisme, du daltonisme chez les petits écoliers : on sait que des travaux remar- quables sur cette matière sont dus à des médecins de salles d'asile ou d'écoles de nos grandes villes (Ficuzal à Paris, Gayat-Wecker à Lyon, Badel à Bordeaux, etc.). Il est dès- lors facile de remédier à ces divers états, en soumettant les malades à des traitements appropriés : il suffit parfois d'une augmentation d'éclairage de la classe pour empê- cher ces myopies de devenir incurables. J'ai parlé des oreilles : il est rare que, dans ces visites, je n'aie pas à constater la présence de cérumen, de corps étrangers même, tous états dont les enfants ne se plaignent pas : ils deviennent sourds, mais traduisant encore mal leurs sensations, ils ne s'en plaindraient point. Je fais alors devant moi nettoyer le conduit auditif externe, à l'eau tiède, avec le petit porte-éponge de trousse.

La bouche doit attirer aussi l'attention. J'ai le soin de bien examiner la dentition : c'est à la première, à laquelle on a toujours affaire, et plus on se rapproche de l'âge auquel doit arriver la seconde (7 ans), plus il est important de voir s'il n'y a pas de dents qui remuent ; on les enlève, dans ce cas; si elles ne remuent pas, elles dévient la dent permanente qui pousse en dessous ou à côté, il faut encore arracher, mais il faut se garder, ainsi qu'on le pratique trop souvent, d'arracher les dents avant qu'elles ne remuent, soit parce qu'elles sont cariées, soit parce qu'on se figure qu'elles gênent la venue des autres. On arrache ainsi des dents alors que l'alvéole est encore peu formée ; peu à peu celle-ci se rétrécit, les dents voisines se rapprochent l'une de l'autre, et on arrive à ce triste résultat, que les dents qui devaient pousser après la chute de la première dentition ne viennent plus, l'alvéole qui les contenait étant détruite ou presque totalement atrophiée. Si l'on a affaire à la carie dentaire, il est facile d'indiquer des moyens curatifs à la portée de tous : le médecin lui-même ne dérogera pas en nettoyant la dent malade, en la pansant soit avec du coton imbibé d'alcool, d'acide phénique étendu d'eau, d'eau de Cologne, etc., et en dernier ressort, en adressant le petit malade au dispensaire du dentiste attaché à l'hôpital de la ville (1).

Si quelques petites opérations (ouvertures d'abcès chauds, de tourniole, de panaris même) sont nécessaires,

---

(1) Deux dentistes de notre ville ont établi un dispensaire, l'un à l'hôpital Saint-Éloi, le second à son domicile.

le médecin les fera lui-même; il en sera de même des
pansements nécessités par la présence de croûtes impéti-
gineuses aux lèvres, derrière les oreilles, etc.; mais en
général ces pansements sont peu faits à l'asile, les enfants
n'y étant admis que parfaitement guéris.

La visite terminée, le médecin consignera sur un
registre *ad hoc* : *Registre des visites*, le nombre des
enfants présents à l'asile, le genre de maladies régnantes,
les exclusions prononcées pour cause de maladies épidé-
miques (rougeole, variole, scarlatine, coqueluche, etc.,
etc), les demandes qu'il croit devoir soumettre aux comi-
tés de surveillance des asiles, aux inspecteurs des écoles
primaires, à la municipalité, etc. Il serait enfin excellent
que le médecin suivît sur un registre spécial chaque
enfant de l'asile au point de vue sanitaire : il aurait ainsi,
et facilement, l'observation médicale de chaque enfant.
La visite faite dans ces conditions dure environ deux
heures ; aussi je pense qu'elle est plus utile que deux et
même trois visites par semaine faites plus légèrement ;
le médecin lui-même, pour qui le temps est toujours
précieux, y gagnera beaucoup, car il se dérangera moins
en accomplissant une bonne fois, tous les quinze jours, sa
mission sanitaire, que s'il lui arrive de franchir souvent
la distance qui le sépare de l'asile pour ne faire son devoir
que trop imparfaitement.

Des médicaments à administrer dans l'asile. — On le
voit, le rôle du médecin se borne à éloigner de l'asile les
enfants atteints de maladies contagieuses, qui n'ont pas
été vaccinés, et à faire, à époques fixes, des visites
sanitaires : ce n'est pas suffisant, et je trouve que sa
mission n'est pas complète. Il est médecin et, chose

étrange, il ne peut pas, il n'a pas le droit de soigner les
enfants qu'il visite ! En effet, il ne peut que donner des
conseils, qui sont fort mal suivis ; mais, une fois
sortis de l'asile, les enfants ne le regardent plus ! Ce n'est
pas là comprendre l'intervention tutélaire du médecin, ce
n'est pas estimer, je trouve, à sa valeur, ni son rôle ni
sa mission. Je ne suis pas, d'ailleurs, le premier qui
constate avec peine notre situation par trop effacée dans
les asiles, et en 1836, le docteur Cerise, que j'ai déjà
cité, avait proposé un projet de règlement sanitaire des
asiles, dans lequel il demandait, que le médecin pût
soigner les enfants dans l'asile même, et administrer là
tous les médicaments qui peuvent être pris dans la journée. Il éloignait, avec juste raison, toute immixtion du
médecin de l'asile dans la pratique privée, reconnaissant
que chaque parent est libre de choisir le docteur qui lui
convient ; mais il insistait sur ce point, qu'à l'asile, les
enfants confiés à ses soins lui appartenaient et qu'il avait
le devoir de les y soigner efficacement. L'humanité seule
faisait parler ainsi le docteur Cerise : ce serait mal juger
le médecin, que d'y voir tout autre sentiment. Je dirai
d'abord, que les affections que je voudrais soigner à l'asile
sont surtout les maladies chroniques : manifestations
scrofuleuses de toutes sortes (blépharites, conjonctivites,
etc., impetigo, adénites de diverses natures, etc., etc.),
toutes affections qui n'empêchent pas les enfants de venir
à l'asile, et qui nécessitent de longs et sérieux traitements. Je sais bien que l'assistance publique (bureaux
de bienfaisance, consultations gratuites aux hôpitaux,
dispensaires chez les médecins, etc.) pourvoit aussi largement que possible aux besoins de la population sous ce

rapport ; mais y distribue-t-on des médicaments à titre gratuit, ou, si on le fait, de quelles formalités n'hérisse-t-on pas cette charité ? Tout au plus fait-on un rabais bien minime , aux membres de diverses sociétés de secours mutuels. Qu'arrive-t-il alors ? des parents , les uns à cause des nécessités professionnelles , reculent devant l'assujettissement de visites quotidiennes , les autres se dispensent de conduire leurs enfants , et voilà comment les affections sont mal ou nullement traitées. Le seul moyen d'obvier à cet état de choses , c'est de nous permettre de traiter les enfants , sans que leurs parents aient à s'en occuper, en nous donnant les moyens d'avoir les médicaments le plus souvent employés , en créant une petite pharmacie dans l'asile lui-même. D'ailleurs, les médicaments qui peuvent être nécessaires sont en très-petit nombre et en général simples et peu coûteux ; j'ai dressé une liste de ceux qui sont indispensables , je me suis adressé aux droguistes de la ville, afin de savoir quel était en gros le prix de ces diverses substances ; j'ai calculé les doses pour une durée de six à huit mois environ, la dépense totale est peu considérable Que l'on envisage un instant les services que rendra cette institution , et l'on jugera de son opportunité. Confiant. d'ailleurs. dans l'esprit progressiste et dans la libéralité qui animent notre Conseil municipal , je ne crains pas d'aller frapper encore à sa porte , et de lui demander de comprendre au budget de l'instruction primaire la somme nécessaire à notre modeste distribution de médicaments.

J'appuierai par un exemple, que je crois concluant, l'utilité de cette prise des médicaments à l'asile. Chez les enfants encore plus que chez l'homme, les exemples sont contagieux : quelques parents , ne pouvant arriver à faire prendre chez eux ce médicament si désagréable, l'huile de foie de morue, prient la directrice de l'asile de se charger de ce soin. Que se passe-t-il ? D'abord, l'enfant absorbe sans raisonner sa cuillerée d'huile ; mais ce qui est plus curieux, il faut en donner encore aux petits camarades, qui jaloux, attendent l'heure de la distribution comme une gourmandise, et se garderaient bien de ne pas réclamer leur cuillerée avec insistance. Rien, dès-lors que l'on absorbe avec tant de bonne grâce la cuillerée d'huile de foie de morue, ne pourra empêcher l'administration de médicaments , tels que le sirop de Portal, d'iodure de fer, de raifort, etc., ni les tisanes sucrées, ni le miel, ni d'autres remèdes plus doux encore ! Un autre et immense avantage, c'est l'exactitude et la continuité dans le traitement : fait à bâtons rompus, il ne produira rien de bon ; c'est par sa persistance seule que l'on obtiendra des effets. Or. rien de plus facile dans le cas actuel : à 10 heures ou à 4 heures, un instant sera consacré à la prise des médicaments , et cela fait , les enfants retourneront à leurs jeux ou à leurs travaux.

Voici la liste des médicaments que j'ai cru devoir désigner pour notre pharmacie de l'asile :

Farine de lin.	Magnésie calcinée.	Extrait de saturne.
Fleurs de mauve.	Sulfate de soude.	Acide phénique.
Lichen.	— de magnésie.	Huile d'amandes
4 Fl. espèces béchi-	Calomel.	douces.
Chiendent. [ques.	Sirop de Portal.	Cérat.
Arnica (fleurs).	— d'iodure de fer.	Pommade au précipité
Orge mondé.	Huile de foie de morue	rouge.
Têtes de pavot.	Mouches de Milan.	— à l'iodure de
Follicules de séné.	Ipéca en poudre.	plomb.
Rhubarbe.	Sirop d'ipéca.	Vin de quinquina.
Semen-contra.	Tartre stibié (émé-	Miel.
Farine de moutarde	tique).	Cassonade.
ou Rigollots.		

Le prix total de tous ces médicaments, calculés suivant leur fréquence d'emploi pour une durée de six à huit mois, ne dépasserait pas 50 francs. La somme est, on le voit, minime à côté du service rendu.

CHAPITRE VIII.

DE LA GYMNASTIQUE.

« Armons l'homme contre les événements imprévus », a dit J.-J. Rousseau. Pour cela, habituons, dès le jeune âge, son corps, ses muscles à s'assouplir, à résister, à lutter, à triompher des obstacles matériels ; et si l'illustre philosophe a voulu parler du moral, appliquons cette maxime au physique.

Dans l'antiquité, la gymnastique faisait partie de l'éducation et souvent était toute l'éducation. Pratiquée par les anciens d'une manière universelle, elle leur donnait ces forces physiques pour eux d'un si grand prix, et qui leur faisaient placer parmi les héros et les demi-dieux ceux qui se distinguaient par leur vigueur extraordinaire : Hercule, Thésée, Achille, etc.

Reconnaissons avec un certain orgueil que son invention est attribuée à Esculape, ce qui veut dire que la médecine fut la première à en prescrire l'usage. Hippocrate, Galien,

Oribase , Mercurialis , J. Stahl , Baglivi , Sydenham ,
Boërhaave, etc., ont préconisé dans leurs écrits les avantages
de la gymnastique, non-seulement comme moyen hygiénique, mais aussi comme moyen thérapeutique et un
excellent remède dans la faiblesse générale, dans les
maladies qui tiennent à l'atonie des tissus ou des organes,
« comme l'agent le plus propre à fortifier l'organisme et
à développer l'énergie des propriétés vitales, en imprimant
une action spéciale à chaque partie du corps, ou par des
mouvements généraux » (Boërhaave).

Je n'ai pas l'intention de faire ici l'histoire détaillée de
la gymnastique, mais je ne crois pas inutile de montrer en
quelques lignes les phases qu'a suivies jusqu'à notre époque
cette partie si importante de l'hygiène.

Mercurialis se place au premier rang par son ouvrage
intitulé : *De arte gymnasticâ* publié en 1587 et dédié à
Maximilien II. L'auteur consacra sept années de son séjour
à Rome, à faire des recherches dans les bibliothèques et les
manuscrits précieux, pour amener son ouvrage à bonne
fin. On trouve dans cet ouvrage d'excellentes pratiques ;
malheureusement la lecture en est pénible, et des longueurs
interminables entourent chaque explication.

En 1776, J. Simon de Strasbourg établit à Dessau
une école de gymnastique, qui malheureusement ne
prospéra pas.

En Angleterre, Francis Fuller écrivit, en 1780, sur la
même matière, un livre qui eut six éditions.

Enfin en 1780, un Français. M. Tissot, chirurgien major
des chevaux-légers, fit paraître un livre intitulé : « La
gymnastique médicale et chirurgicale. » C'est le premier
ouvrage écrit en français sur la gymnastique

Vers 1795 . M. Clias, officier d'artillerie suisse, du canton de Berne, envoyé en détachement à Inderlach, craignant que l'inaction n'abâtardit ses soldats, imagina de les soumettre à des exercices réguliers, d'ajouter à leur force, à leur adresse, par la lutte, la voltige et la natation Cet exemple fut bientôt suivi par les militaires des cantonnements voisins, et par les habitants eux-mêmes. Ce fut alors un spectacle curieux : des villages, des villes voisines, accouraient les enfants et les hommes faits, pour assister aux luttes, aux tours de force, d'abord comme spectateurs et bientôt comme acteurs. Clias, lui-même, descendait dans l'arène et dirigeait les exercices. On reconnut alors l'efficacité de la gymnastique, et bientôt cinq cantons la déclarèrent obligatoire dans les écoles populaires : ce fut, Zurich, Argovie, Bâle, Berne et Neufchâtel.

Clias vint ensuite en France, où il établit un gymnase qui fut très-fréquenté, et dans lequel il fit de nombreux élèves. Il a écrit plusieurs traités de gymnastique. Un surtout est connu il a pour titre : «Gymnastique élémentaire ou cours analytique et gradué d'exercices propres à développer et à fortifier l'organisation humaine. (Paris 1819.) »

Les efforts tentés par Clias, dans le canton de Berne et dans les autres villes citées plus haut, fixèrent l'attention des gouvernements étrangers Après les désastres de 1812, la Prusse, convaincue par sa propre expérience de la nécessité d'améliorer l'éducation physique du peuple, envoya des professeurs se pénétrer à Yverdun (canton de Vaud), de la nouvelle méthode d'un professeur italien, Pestalozzi, et fonda à Berlin, sous la direction de Jahn, la plus grande école de gymnastique de l'époque. Il eut

pour successeur Spiess, que par reconnaissance les
Allemands ont appelé : l'immortel Spiess! « En 1838, le
Gouvernement prussien permit d'enseigner la gymnastique
dans les écoles ; en 1842, il déclarait que les exercices
du corps devaient être considérés comme partie intégrante
de l'éducation, les introduisait dans les gymnases ou colléges, dans les écoles normales et dans les écoles militaires, et enfin, en 1862, dans les écoles primaires.
L'exemple donné par la Prusse fut bientôt suivi par les
autres états allemands. De nombreux établissements, destinés à former des maîtres de gymnastique, furent fondés.
Les fêtes gymnastiques de Cobourg en 1860, et de Berlin
en 1861, contribuèrent beaucoup à rendre cet art populaire en Allemagne : en 1865, les sociétés de gymnastique comptaient plus de 150,000 sociétaires adultes (1). »

En Danemark, les exercices du gymnase ont été intro-
duits en 1804 dans les régiments et dans les écoles
normales ; à cette époque, il y existait 14 grands établissements, fréquentés par plus de 4,000 jeunes gens.

En Suède, Ling obtint, le 20 avril 1813, par une
ordonnance royale, la création de l'institut central de
Stockholm, et bientôt sa méthode fut introduite dans
toutes les écoles publiques, dans les maisons d'aliénés,
dans les hôpitaux et dans l'armée.

En Autriche, la gymnastique est obligatoire depuis
1866 dans l'armée, les colléges et les écoles.

Aux États-Unis et en Angleterre, une large part est
également faite aux études de ce genre (2).

En 1853, Schreber (de Leipsig), médecin orthopé-

(1) Paz : la *Gymnastique obligatoire*, 3ᵉ édition.
(2) Paz, *loc. cit.*

diste distingué écrivit un traité sur *la gymnastique de chambre médicale et hygiénique* Sa méthode est d'autant plus facile à suivre qu'elle ne nécessite aucun instrument ni agrès. Nous en parlerons plus loin.

Vers 1830, un colonel de l'armée espagnole, M. Amoros, après avoir créé une école militaire de gymnastique à Madrid, se retira en France et vint à Paris, où il professa ; son gymnase *civil et militaire* était situé N° 6, rue Jean Goujon ; les barres parallèles, le trapèze mobile sont ses principales créations : il écrivit en 1847 son *Manuel de gymnastique.*

Laisné, Triat et Eugène Paz ont puissamment contribué à fonder chez nous la gymnastique. Laisné, par ses ouvrages devenus classiques (2); Triat par les appareils ingénieux et simples à la fois qu'il a créés : praticien distingué, il n'a pas eu le temps de réunir en un ouvrage les nombreux matériaux qu'il amassait depuis longues années ; la mort l'a frappé il y a quelques mois à peine (janvier 1881). Son gymnase de l'avenue Montaigne, fondé en 1847, a formé de sérieux élèves, et parmi eux son neveu, M. Laplanche, notre distingué professeur de gymnase, directeur du gymnase municipal. Triat s'est appliqué surtout à rendre pratiques les exercices de la gymnastique : il a simplifié autant que possible les appareils et les procédés. Je ne citerai de lui que l'emploi raisonné des haltères, de la canne, ou barre à sphères, et

---

(1) Laisné : Gymnastique pratique, Paris 1850; — Gymnastique des demoiselles, 1854; — Application de la gymnastique à la guérison de quelques maladies, 1865; — Traité élémentaire de la gymnastique classique. etc., 1867.

surtout la création de son *appareil médical*, magnifique application de la gymnastique, résumant en un seul appareil, tous les exercices du gymnase. Sa description nous entraînerait trop loin : je dirai seulement : qu'il s'est fondé « sur la résistance de poids plus ou moins lourds à l'action de la puissance musculaire, s'exerçant et sur les bras, et sur le tronc, et sur les muscles de la poitrine, des cuisses et des jambes ; combattant admirablement toute tendance aux déviations, en immobilisant la partie saine, et forçant seule la partie malade à s'exercer, etc. » Que l'on se rende au gymnase Laplanche, et on jugera que je suis bien au-dessous de la vérité en décrivant les avantages que peut retirer l'hygiène de l'appareil imaginé par Triat.

M. Eugène Paz a été un vulgarisateur et s'est heureusement inspiré des idées de Triat et de Laisné, il a perfectionné beaucoup. Ses ouvrages (1) sur l'art de la gymnastique seront toujours consultés avec fruit. Son gymnase, à Paris, attire de nombreux élèves : il est un des plus suivis de la capitale.

Après les désastres sans nom qui ont frappé notre patrie dans la dernière guerre, nous avons compris, enfin, que nous ne devions rien négliger qui pût aider au relèvement physique et moral de nos forces. La gymnastiques et entrée de plein pied dans nos mœurs, et son enseignement

---

(1) La santé de l'esprit et du corps par la gymnastique, Paris 1868 ; — La gymnastique obligatoire, 1868 ; — Rapport sur l'enseignement gymnastique en Allemagne, en Autriche, en Belgique, et en Hollande. Paris, 1868 ; — Rapport sur l'enseignement de la gymnastique, Paris , 1870 ; — Moyen infaillible de prolonger l'existence et de prévenir les maladies, Paris , 1870 ; etc.

est partout répandu , M. le professeur Fonssagrives a vu combler ses désirs (1) par la création d'un magnifique gymnase municipal en 1876. On doit lui en témoigner une vive gratitude ; car , par ses écrits et sa parole , il n'a pas peu contribué à son établissement . en ne cessant de réclamer , auprès des divers ministres de l'instruction publique , qui se sont succédé depuis 1870 , la création de la *gymnastique populaire*. On doit aussi remercier la Municipalité qui ne recula devant aucun sacrifice pour établir ce gymnase *modèle* (2).

Comment devons-nous comprendre la gymnastique dans les asiles ? De deux manières différentes : la première est celle que j'appellerai gymnastique *naturelle* , et qui se résume dans les jeux des enfants , la course , le saut à la corde, le saut ordinaire, etc.; et la seconde, la gymnastique *raisonnée*, qui est celle que l'on pratique à l'aide d'instruments ou d'engins , et qui est du ressort des professeurs spéciaux ; et comme intermédiaire, la gymnastique sans aides.

La gymnastique naturelle est excellente, et semblables

_____

(1) Il s'exprimait ainsi , dans son *Éducation physique des garçons*, p. 271 : « J'ai déjà formulé plusieurs fois le vœu de voir les municipalités créer , dans l'enceinte des villes , ou à proximité , un gymnase gratuit que les enfants des différentes écoles fréquenteraient , à des jours et à des heures déterminés pour chacune d'elles. Je le reproduis encore , et je ne concevrais guère qu'elles reculassent plus longtemps devant un sacrifice aussi insignifiant et qui conduirait à un résultat aussi considérable. »

(2) Dans sa visite à Montpellier en 1880 , le Ministre de l'Instruction publique , M. J. Ferry , ne put s'empêcher de témoigner sa satisfaction en visitant le gymnase. « Il serait à souhaiter , dit-il , que toutes les villes en eussent de pareil , je n'en ai jamais vu de plus complet ni de mieux dirigé. »

à M. Jourdain, qui faisait de la prose sans le savoir, les enfants se livrent à la gymnastique sans s'en douter ; ils éprouvent un besoin continuel d'agir, les mouvements auxquels ils se livrent sont vifs, animés ; en général, ils courent plus souvent qu'ils ne marchent. De tous les exercices, il n'en est point qui convienne mieux que la course. Il est à désirer que les enfants des salles d'asile puissent s'y livrer et s'y exciter par l'émulation ; aussi est-ce pour cela que je réclame des cours vastes ou de grands jardins. L'agilité et la vigueur du corps se développeront sous cette influence. Un nombre considérable de muscles sont sans cesse en mouvement, en action : il importe de les développer en les mettant souvent en activité.

« Le saut est un exercice qui plaît aux enfants et auquel on peut les habituer par degrés. Ce genre d'adresse peut être très-utile dans la vie, et contribue, au reste, à varier les mouvements des enfants, qui trouvent déjà un grand plaisir à vaincre les difficultés. L'action de s'élever en sautant, et celle de sauter en s'abaissant, doivent leur devenir familières. On peut commencer par les faire sauter d'une hauteur très-peu considérable sur le sable, et par les engager à s'élever du sable sur une planche qui serait à quelques pouces du sol. Plusieurs muscles qui ne sont pas en jeu dans la course sont mis en exercice dans le saut : il convient que chacun d'eux soit appelé à agir souvent. Il est important, par exemple, que l'enfant s'exerce à tomber d'une certaine hauteur, et qu'il s'habitue à fléchir le tronc et les membres inférieurs, afin d'éviter les secousses qui rendent les chutes si dangereuses. La meilleure manière de sauter consiste à toucher d'abord le sol avec la pointe des deux pieds joints, et à fléchir toutes les articulations lorsque les talons sont au moment de toucher le sol (1). » Le saut à la corde est aussi un exercice hygiénique, soit que l'enfant se livre seul à cet exercice, soit qu'il enjambe une corde mue à ses extrémités par deux autres enfants.

M. Gallard (2) se montre grand partisan de la gymnastique naturelle, et il fait une charge à fond contre la gymnastique raisonnée, en condamnant absolument l'usage. « Combien je préfère, dit-il, à tous ces exercices, ceux que prennent en toute liberté les écoliers de la campagne, qui savent toujours choisir le chemin le plus long pour se rendre à l'école, qui ne reculent pas devant une haie ou un fossé à franchir, et qui grimpent aux arbres ou s'arrêtent pour faire une pleine eau dans la rivière voisine! Voilà de la bonne, de la vraie et saine gymnastique, de celle qui peut être définie : *l'art de ne pas entraver les mouvements naturels ;* celle-là donne la force, la vigueur et la santé, tout au plus est-il nécessaire de diriger ceux qui s'y livrent, de façon à leur donner en même temps l'adresse. »

L'éminent médecin me paraît un peu subversif, et je ne crains pas de dire, qu'il fait là un plaidoyer en faveur de l'école buissonnière ! Comme lui, je comprends et j'aime la liberté et les folles courses dans les champs ; mais est-ce bien pratique ? L'on n'a pas toujours affaire aux enfants de la campagne ; ce n'est d'ailleurs pas pour

(1) Dr Cerise, *loc. cit.*, p. 103.
(2) Gallard : la Gymnastique et les exercices corporels dans les lycées; mémoire lu à l'Académie de médecine, séance du 4 août 1868. — Annales d'hygiène publique et de médecine légale, deuxième série, t. XXXI, p. 40, 1869.

eux que la gymnastique a été inventée, mais bien pour les enfants des villes, enfermés dans les asiles, les écoles, les pensions, les lycées, etc., et qui n'ont pas les moyens dont disposent les premiers.

D'ailleurs, la gymnastique raisonnée remplit une indication que paraît négliger le docteur Gallard : c'est de rhythmer, de régler les mouvements ; la gymnastique est aussi profitable, sous ce rapport, aux enfants vifs, alertes, emportés, qu'à ceux qui sont faibles ou mous ; elle apprend aux premiers à régler leurs mouvements et à ne pas dépenser pour les accomplir des efforts inutiles, elle habitue les seconds à la fatigue et les rompt peu à peu aux exercices pour lesquels ils ont toujours beaucoup de répugnance.

Comme intermédiaire entre la gymnastique *naturelle* et la gymnastique *raisonnée*, je placerai la méthode de Schreber, que l'on peut faire, dit l'auteur, « en tous lieux, sans instruments, sans appareils, sans le secours de personne. »

Voici l'énumération des principaux exercices (1) :

Mouvement circulaire de la tête, le corps étant dans une immobilité complète ; — mouvement de rotation de la tête à droite et à gauche ; — élévation des épaules ; — mouvement circulaire des bras ; — élévation latérale des bras ; — coudes en arrière ; — mains fermées par derrière ; — extension des bras en divers sens ; — rotation des bras sur place ; — flexion et extension des doigts ; — flexion du tronc en arrière, en avant et latéralement, — mouvement circulaire et redressement du tronc ; —

_____

(1) Schreber : Gymnastique de chambre hygiénique et médicale, p. 37.

élévation latérale du membre abdominal ; — rotation de ce membre sur lui-même ; — écartement et rapprochement des jambes ; — extension et flexion des genoux ; — mouvement circulaire de la jambe ; — flexion et extension du pied ; — mouvement de scier, de faucher, de fendre du bois ; — mouvement de trot sur place ; — pas gymnastique ; — course, saut, etc., etc.

On a conseillé, et c'est ce qui se fait habituellement, de joindre le chant aux mouvements ; on obtient ainsi une cadence qui aide à ces mouvements, et de plus, ces chants ou cris à voix élevée augmentent la capacité thoracique et agissent très-efficacement sur les muscles intercostaux (inspirateurs et expirateurs). Madame Pape-Carpentier (1) a imaginé une méthode de gymnastique très-ingénieuse, en ce sens qu'elle est à la fois un jeu et un enseignement : elle lui a donné le nom de *jeux gymnastiques*. C'est une explication animée, en action, de divers métiers, de la fabrication de divers produits ; il y a le jeu de blé, l'enfant imitant le mouvement de faucher, de moudre le grain, de fouler la paille, etc. ; il y a le jeu du maçon, du forgeron, etc., et tout cela, avec des chants appropriés au sujet que l'on traite. J'ai assisté à ces exercices, qui sont très-intéressants : il est curieux de voir une centaine d'enfants se livrer avec un ensemble remarquable au même geste et chanter avec justesse et précision : je ne déplore qu'une chose, c'est que ces *jeux* aient lieu dans la classe ; j'obtiendrai, je l'espère, qu'on s'y livre dans la cour, quand le temps le permettra.

(1) Madame Pape-Carpentier : Conseils sur la direction des salles d'asile ; Paris, 1856.

La gymnastique *raisonnée* est celle, ai—je dit, que l'on pratique à l'aide d'instruments et d'agrès *ad hoc*. Comment devons-nous comprendre la gymnastique dans les asiles ? C'est dans l'enseignement public et privé du professeur Laplanche que j'ai cherché le moyen de répondre à cette question : « Faire beaucoup, dit-il, avec le moins d'instruments possibles, » là est le vrai talent. Les enfants ne commenceront les exercices qu'à partir de 5 ans ou 5 ans 1/2, quoique Clias ait conseillé de commencer à l'âge de 3 mois, ce qui me paraît un peu prématuré !

Comme mise en scène, peu de chose : des haltères ou petits boulets de fonte réunis deux à deux par une tige de même métal et pesant une livre 1/2 en tout. Ces haltères reviennent à 1 fr. 25 la paire, et en second lieu des bâtons de 1 mètre de longueur terminés par deux boules, qui reviennent en gros à 0,30 centimes, voilà tout le matériel. Je vais essayer d'expliquer l'usage que l'on peut tirer des haltères, ainsi que je l'ai vu pratiquer au gymnase.

Exercices des haltères. — Les enfants sont placés à deux mètres de distance les uns des autres, sur un seul rang, ou sur deux, mais alors en alternant ceux du second rang. Les pieds sont joints, les haltères tenus à poignée une à chaque main, les bras pendants, la tête fixe ; au commandement, les enfants avancent la jambe droite en avant ; ils font alors alternativement de chaque bras : les mouvements que je vais décrire :

Exercice 1. 1er mouvement, l'avant-bras est porté à la taille ; — 2e mouvement, le bras est porté verticalement en l'air ; — 3e mouvement, le bras revint à la première position ; — 4e mouvement, le bras est porté en bas ;

quand on se sert du bras gauche on met en avant la jambe gauche.

Exercice 2. Les deux genoux sont fléchis, on accomplit encore l'exercice 1 , les deux bras sont ensuite portés en avant et en arrière pendant six à dix fois.

Exercice 3. 1er mouvement, les haltères sont saisies et les bras tendus horizontalement ; — 2e mouvement , les haltères sont portées sur les épaules, et ainsi de suite ; le même exercice s'accomplit à genoux fléchis.

Exercice 4. Six mouvements : 1er mouvement , fléchir les deux genoux, les bras pendants ; — 2e mouvement, on se redresse ; — 3e mouvement, les haltères sont portées à la hauteur de la taille , les coudes à angle droit ; — 4e mouvement, les haltères sont élevées verticalement ; — 5e mouvement , les haltères sont descendues à la taille ; — 6e mouvement , les bras sont allongés et on recommence.

Exercice 5. 1er mouvement, les bras sont fléchis à angle aigu , les haltères sont placées sur chaque côté de la poitrine ; — 2e mouvement. bras en avant ; — 3e mouvement. bras portés fortement en dehors et en arrière, et on revient en avant ; alternativement on met en avant le pied droit et le pied gauche.

Exercice 6. Les enfants sont placés derrière les autres, ils marchent marquant le pas , ils répètent l'exercice 1 , puis ils prennent le pas de course en faisant le même exercice.

On peut varier ces exercices à l'infini ; pour les bâtons , les exercices varient également : des enfants tiennent le bâton près de ses extrémités , ils l'élèvent en l'air , le passent alternativement d'un côté à l'autre,

en avant et en arrière, s'inclinant sans fléchir les genoux,
se cambrant fortement en arrière, sur les côtés, etc., etc.,
tous exercices qui agissent puissamment sur les muscles.

Voilà des exercices qu'il serait facile de faire faire aux
petits écoliers des asiles. Les directrices elles-mêmes
remplaceraient le professeur de gymnase ; lorsque les
enfants seraient habitués au poids des haltères , on
passerait à celles qui pèsent trois livres, et ainsi de suite
jusqu'à un poids approprié à la force des petits élèves.

On peut encore les exercer au saut, au trapèze, sur
une barre fixe, et, en dernier lieu, on pourrait leur faire
faire l'exercice suivant, en usage au gymnase Laplanche :

On élève deux mâts solides fixés au sol, qui sont traversés
par des pièces de bois également solides et séparées les
unes des autres par quelques pouces. L'enfant commence
à placer sa main sur celle qu'il peut atteindre, y prend son
point d'appui et par un effort qui agit sur plusieurs muscles
du tronc et sur la colonne vertébrale, il élève d'abord un
pied sur une des pièces inférieures, puis il élève l'autre
pied du côté opposé ; il recommence sa petite manœuvre
jusqu'à ce qu'il descende. Par cet exercice, les muscles
de l'épaule, des bras, ceux de la poitrine sont appelés à
agir en même temps que ceux du tronc et des membres
inférieurs, et l'enfant apprend à élever son corps par la force
de ses membres supérieurs. Tous ces exercices doivent être
faits sous la surveillance attentive des directeurs, afin
d'éviter toute chute qui, aussi peu grave qu'elle fût,
dégoûterait vite les enfants de faire des exercices. Telles
sont les principales manœuvres auxquelles on peut faire se
livrer les enfants des asiles, au grand bénéfice de leur
santé. L'installation d'un gymnase devient inutile avec les

exercices variés dont j'ai parlé : course, sauts divers, haltères et bâtons, gymnastique de Schreber, etc.

Je ne parlerai pas de la natation ; elle est inapplicable aux enfants des asiles ; trop heureux, si je pouvais obtenir qu'ils aient des bains tous les mois !

« Le médecin ne doit pas oublier que la santé, entre autres conditions physiologiques, exige un certain équilibre entre les divers systèmes organiques, et surtout entre ceux de la sensibilité et de la locomotion. Les exercices qui développent l'intelligence conviennent aux hommes dont la force musculaire est prédominante, et les exercices qui développent la force musculaire conviennent surtout aux hommes dont la sensibilité est trop vive ou trop excitée. Les premiers servent à adoucir les mœurs et sont surtout nécessaires aux montagnards, aux hommes qui mènent une vie pénible et grossière ; les seconds servent à calmer les surexcitations nerveuses, et surtout sont nécessaires aux habitants des villes, aux oisifs, aux hommes de sciences et de lettres, et enfin aux jeunes filles et aux femmes » (1). Nous pouvons appliquer ces conseils pour le cas qui nous occupe, et insister auprès des personnes compétentes, pour obtenir que les exercices gymnastiques soient déclarés obligatoires dans l'enseignement élémentaire des salles d'asile.

(1) Dr Cerise, *loc. cit.,* p. 110.

CONCLUSIONS.

Je résumerai en quelques mots ce que j'ai l'honneur de demander dans ce travail :

1. Création de salles d'asile bien aérées, bien éclairées et ventilées. — Vastes cours et jardins.

II. Chauffage moins élémentaire que celui qui leur est imposé : soit le chauffage à l'eau chaude (thermo-siphon).

III. Pour les lieux d'aisances : système de soupape Rogier—Mothès, avec irrigation continue ou tout au moins intermittente. — Urinoirs irrigués.

IV. Bancs à dossier. — Lavage fréquent du parquet de la salle de classe et du préau.

V. Bains tièdes pour les enfants, au moins une fois par mois. — Distribution de blouses et de tabliers à l'entrée dans la classe. — Hygiène de la tête : cheveux coupés ras.

VI. *Distribution gratuite des médicaments à l'asile, d'après l'ordonnance du médecin.*— Examen minutieux des enfants. — Consignation sur un registre *ad hoc* des observations prises sur chacun d'eux.

VII. Gymnastique élémentaire avec l'emploi des haltères et des bâtons.

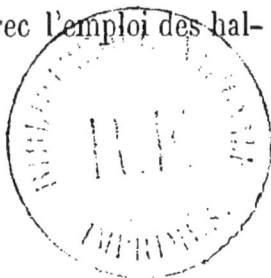

FIN.

TABLE DES MATIÈRES.

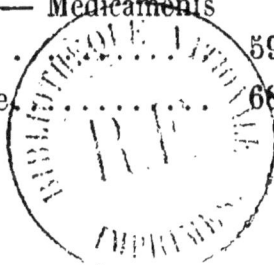

9

www.ingramcontent.com/pod-product-compliance
Lightning Source LLC
Chambersburg PA
CBHW071501200326
41519CB00019B/5831